Carsten Lübbe • Ärztliches, allzu Ärztliches

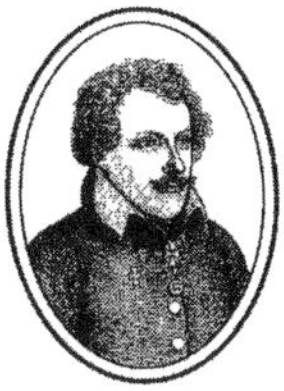

Carsten Lübbe

Ärztliches, allzu Ärztliches

FOUQUÉ LITERATURVERLAG
Egelsbach • Frankfurt a.M. • München
Bremen • New York

Die Deutsche Bibliothek - CIP-Einheitsaufnahme
Lübbe, Carsten: Ärztliches, allzu Ärztliches : / Carsten Lübbe.-
Egelsbach ; Frankfurt a.M. ; München ; Bremen ; New York : Fouqué, 1999
ISBN 3-8267-4484-5
NE: GT

Imprint der Verlagsgruppe Dr. Hänsel-Hohenhausen®
Egelsbach • Frankfurt a.M. • München • Bremen • New York
Boschring 21-23 • D-63329 Egelsbach • Fax 06103-44944 • Tel. 06103-44940

ISBN 3-8267-4484-5
Erste Auflage
1999

Lektorat: Barbara Pattis
Mit fünf Abbildungen nach Zeichnungen des Verfassers
und einer Karikatur aus der *Medical Tribune*

Printed in Germany

Inhalt

Seltsam Erlebtes

Nichts für prüde Leute

Wissenschaft mal ganz anders

Seltsam Erlebtes

Ab ist ab
oder Diagnose der Geburtsklinik am Kind

Die Zusammenarbeit der Klinikärzte mit den niedergelassenen Ärzten, die den Patienten einweisen, ist eng und soll es auch sein.

Kritik am einweisenden Arzt

Es bleibt nicht aus, daß die Klinikärzte - man war es ja selbst lange genug und machte es genauso damals - ein kritisches Bild von den einweisenden Kollegen erhalten und sich darüber unterhalten: man weiß, von dem kommen nur wirklich notwendige Fälle, der schickt immer nur als Verdacht, ein Dritter liefert oft Fehldiagnosen, und anderes mehr.

Kritische Diagnosen an der Klinik

Aber davon, daß die Kliniken bei den niedergelassenen Ärzten auch unter Kritik stehen, spricht kaum jemand. Als Kinderarzt bekomme ich die Neugeborenen-Fälle aus der Klinik. Bei einem nicht unbeträchtlichen Prozentsatz kann ich am nackten Baby erkennen, aus welcher Klinik es kommt. Auch Kliniken haben so ihre Besonderheiten, wie ich an drei Beispielen demonstriert habe, die schon länger zurückliegen; heute trifft dies nicht mehr zu.

Vorstehender Hautnabel
Ich lasse mir also die Neugeborenen auspacken. Noch bevor ich die Anamnese aufnehme, frage ich nur nach der Art der Geburt

(Normal-Geburt, Kaiserschnitt) und der Krankenkasse und sage dann: „Aha, aus der und der Klinik".
Die Mutter ist natürlich sehr erstaunt und fragt, woher ich das weiß. Mehr als: „Das sehe ich eben," pflege ich dann nicht zu sagen.
Am häufigsten war ein großer vorstehender Hautnabel, der auf die Herkunft aus einer großen Frauenklinik hinwies. Man hat ihn so groß gelassen, um bei einem eventuell vorkommenden Zwischenfall besser und leichter eine Bluttransfusion machen zu können. In der Klinik sieht man ja nicht, daß man solchen Nabel später beim Schulkind oder beim Erwachsenen beim besten Willen nicht als Schmuckstück bezeichnen kann.

Privater Kaiserschnitt

Trauriger ist es schon bei jenen Babies, wo die zwei Erkennungszeichen „Kaiserschnitt und privat" immer auf dieselbe Privatklinik weisen. Der hohe Preis für eine „Schnittentbindung", (mehrere tausend Mark) mag anzeigen, welche Gedanken sich bei mir nicht unterdrücken lassen, zumal normal entbundene Säuglinge aus dieser Privatklinik so gut wie fehlen, jedenfalls in meinem Krankengut.
Sie existiert übrigens nicht mehr, so daß sich weitere Worte erübrigen.

Beschneidung

Die Herkunft aus einer dritten Klinik ist am leichtesten zu diagnostizieren, allerdings nur bei männlichen Neugeborenen. Sie sind alle beschnitten, und zwar soweit, daß die Vorhaut gänzlich fehlt. Daß die Operationserlaubnis ordnungsgemäß von den Eltern eingeholt ist, zweifle ich nicht an. Auch da unterlasse ich jegliche Hinweise darauf, woran ich die Klinik erkenne.
Was soll ich den Müttern das Herz schwer machen – ab ist ab.

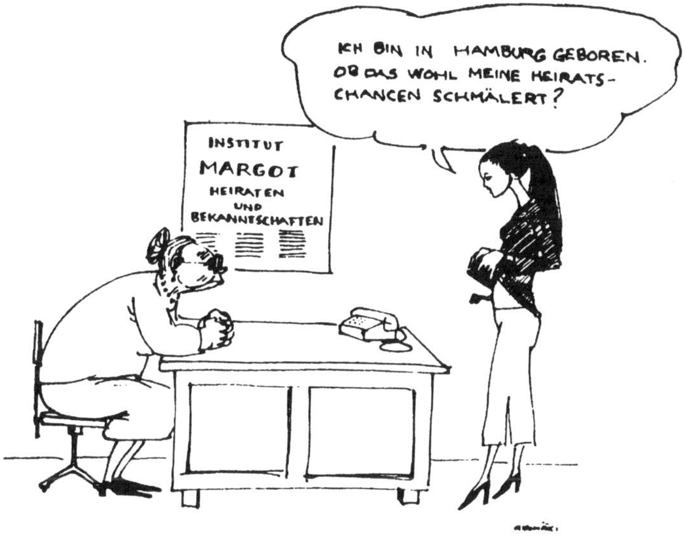
ICH BIN IN HAMBURG GEBOREN. OB DAS WOHL MEINE HEIRATS-CHANCEN SCHMÄLERT?
INSTITUT MARGOT HEIRATEN UND BEKANNTSCHAFTEN

aus : *Medical Tribune*

O Kacke nassei

Mein Onkel Richard war im 1. Weltkrieg 4 Jahre in japanischer Gefangenschaft gewesen und hatte während dieser Zeit japanisch gelernt. Ich bat ihn nun, mir einige passende japanische Sätze beizubringen für meine zahlreichen japanischen Patienten. Diese konnte ich dann exzellent lässig und mit der typischen Betonung sagen, mein Onkel war zufrieden.

Wenn eine meiner japanischen Patienten, meist ja Mutter mit Kind, zu mir in die Praxis kam, bot ich ihr einen Stuhl an, mit den Worten: „O kacke nassei", („Bitte nehmen Sie Platz,"). Sie nahm dann sichtlich erstaunt Platz, während meine Sprechstundenhilfe mich anfangs vorwurfsvoll ansah. „Nandemo o kike kudassei", fuhr ich dann fort („Was es auch sei, sagen Sie es frei heraus.") und fügte noch einen 3. japanischen Satz hinzu, in dem ich mich nach den Beschwerden des Kindes erkundigte. Merkwürdigerweise haben meine japanischen Mütter mir dann nie auf japanisch geantwortet. Aber von Bemerkungen, die sie meinen Arzthelferinnen gegenüber machten, wußte ich, daß sie untereinander enge Verbindung hatten und es sie sehr beeindruckt hatte.

Eines Tages verabschiedete sich eine japanische Mutter mit Kind von mir, um wieder nach Japan zurückzukehren. Sie saß mir gegenüber, legte plötzlich ihre Hände wie eine Madonna gegeneinander und sagte in ihrer für Japaner so typischen exartikulierten langsamen Aussprache: „Herr Doktor – darf – ich – Sie – etwas – Privates fragen?" Ich nickte.
„Woher - können - Sie - so - gut - japanisch?"

Opa, Opa, o Mann, o Mann

Bei meinem 2½-jährigen Enkelkind mußte Blut abgenommen werden wegen eines vermuteten Antikörper-Mangel-Syndroms. Aus dem Arm, wie sonst üblich, war es wegen seiner schlechten Venen ganz unmöglich. Also mußte ich es aus der Halsvene entnehmen, eine Prozedur, die immer etwas makaber ist. Ich schickte deshalb meine Schwiegertochter raus, um ihr den Anblick zu ersparen.
Ich mußte unseren Christoph nun in Rückenlage auf den Untersuchungstisch legen und zwar so, daß der Kopf rückwärts über dem Tischrand hing. Die Sprechstundenhilfe hielt ihn so fest.
Es ist nicht dasselbe, ob das bei irgendeinem Patienten passiert oder beim eigenen Enkelkind, zumal wenn er so schnuckelig ist wie unser Christoph.

Die ganze Szene erinnerte mich an das Bild Rembrandts von der Opferung Isaaks, nur daß ich nicht ein Messer, sondern eine Spritze in der Hand hielt.
Die Halsvenen stauten sich gut. Ich setzte die Kanüle an, ein kurzer Ruck und es gelang auf Anhieb.
Christoph schrie nicht auf, wie erwartet, sondern dafür kam von dem kleinen Purks ein deutliches: „Opa, Opa, o Mann, o Mann".

Ein ganz besonderer Kuckuck

Eines Tages erzählte die Mutter der 4-jährigen Karin folgende niedliche Geschichte von Karin und mir.
„Wenn Sie bei Karin einen Krankenbesuch gemacht haben, haben Sie öfters sehr natürlich einen Kuckuck mit der Hohlhand nachgemacht, das hat immer einen tiefen Eindruck auf Karin gemacht. Gestern waren wir nun im Sachsenwald und direkt über uns rief ein Kuckuck hoch auf dem Baum, sehen konnten wir ihn allerdings nicht.
Karin zeigte in die Höhe und rief: „Mammi, Mammi, guck mal, der Onkel ‚Doktor'!"

Eine Geschichte, die ich gar nicht erzählen sollte...

„Das ist eine Geschichte, die Du gar nicht erzählen solltest, Du hast Dich da nicht gut benommen!" Noch klingen mir diese Worte meiner Frau in den Ohren.

Aber ich tu's doch: Nachts gegen 12.00 Uhr mußte ich bei klirrender Kälte und 10 Grad minus einen Krankenbesuch machen, auch noch im 4. Stock ohne Fahrstuhl! Es dauerte wohl 20 Minuten,

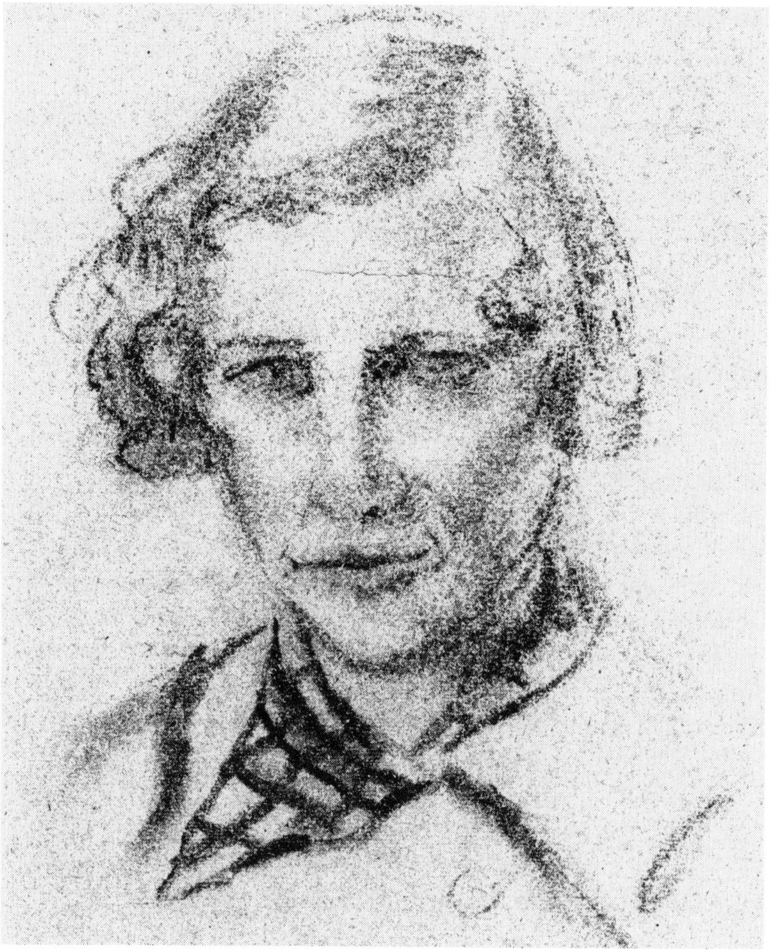

bis ich wieder bei meinem blauen Audi angelangt war und aufschließen wollte. Aber der Autoschlüssel ließ sich im Schloß nicht drehen, ich versuchte es auf der anderen Seite, dasselbe! Offensichtlich eingefroren! Ich holte nun meine Streichhölzer heraus, es waren nur noch sieben in der Schachtel, und machte mich daran,

den Autoschlüssel unter Feuer zu setzen. Nun versuchte ich es mit dem so angewärmten Schlüssel noch einmal. Wieder nichts!
Da kamen drei gutgelaunte junge Burschen die Straße entlang. Sie schienen von Alkohol leicht animiert, sahen mein Malheur und kamen mir zur Hilfe.
„Da muß ein ganz anderes Feuer drunter!“ Man nahm mir die Autoschlüssel aus der Hand und sorgte nun mit dem Feuerzeug dafür, daß der Schlüssel tatsächlich viel besser erhitzt wurde. Wieder versuchten sie nun, den Schlüssel im Schloß zu drehen, einer nach dem anderen. Nichts. Nun – nochmals erhitzt – auf der anderen Seite. Der letzte von ihnen, ein kleiner Stämmiger, versuchte es jetzt mit Kraft. Ich wollte gerade einschreiten, als der größte unter ihnen, der die ganze Aktion sozusagen leitete, mir zuvorkam. Er riß ihm den Schlüssel aus der Hand und aus dem Schloß und fuhr ihn an: „Du bist ja wohl verrückt, gleich brichst Du ihn ab.“ Er drehte sich um; mit den Worten „Hier halten Sie mal“ gab er mir den Schlüssel und machte nun einen neuen Schlachtplan. „Wir müssen das ganze Schloß unter ein ausreichend langwährendes Feuer setzen. Wir zwei hier mit den Streichhölzern und Du mit dem Feuerzeug drüben!“ Man drehte mir den Rücken zu, ich war Nebenperson.
Nun wollte ich mir bei solcher Kälte etwas die Füße vertreten. Ich ging ein paar Schritte erst zur einen, dann zur anderen Seite. Da stand ca. 30 m hinter meinem Auto ja noch ein blauer Audi, irgendwie zog es mich hin. Ich sah ins Auto, dort lagen doch meine braunen Handschuhe und auch mein Arztschild, das auf der einen Seite einen kleinen Riß aufwies, war da. Kein Zweifel, dies war mein Wagen und nicht der andere. Ich schloß auf, setzte mich rein und fuhr los. Langsam fuhr ich an das andere Auto heran, um das die drei jungen Leute sich noch immer so bemühten, machte das Fenster meines Wagens herunter und rief. „Hallo!“ Sie wandten sich herum, starrten mich entgeistert an. „Sie können jetzt aufhören, es ist in Ordnung. Und vielen Dank noch, wirklich vielen Dank!“

Langsam fuhr ich weiter, noch nach einer ganzen Weile sah ich die drei im Rückspiegel, alle völlig unbeweglich, die Streichhölzer bzw. das Feuerzeug in der Hand. Jetzt mußte ich um die Ecke. Die Episode war vorbei. Es blieb ein unangenehmes Gefühl. Hatte ich mich aus lauter Freude an der Situationskomik schäbig benommen? Hatte meine Frau recht?

Nächtliche Bescherung

Früher war ein Kinderarzt noch ein geplagter Mann, da gab es keinen organisierten Nachtdienst wie heute. Eines nachts um 20 Uhr rief mich ein besorgter Vater an. Sein 5jähriger Sohn erbräche dauernd, er hätte starke Bauchweh, aber kein Fieber.
Ich mußte also hin und fand einen Jungen mit acetonämischen d.h. unstillbarem Erbrechen. Der Leib war weich, eine Blinddarmentzündung oder gar ein Durchbruch kam nicht in Frage, Fieber hatte er nicht.
Acetonämisches Erbrechen erfolgt nach einem Infekt, man hat dann Fieber, oder bei einer Aufregung, jedenfalls bei irgendeiner Sache, die ein sensibles Kind sehr bewegt bzw. erschüttert hat.

Ich fragte also die Eltern nach einer möglichen Ursache, z. B. ob er Schelte bekommen habe, oder ob sie sich selbst vielleicht gestritten hätten oder nach anderen Möglichkeiten. Es war alles harmonisch verlaufen und absolut friedlich. Schließlich fragte ich den Jungen selbst. „Warum hast Du Dich denn so aufgeregt, daß Du dauernd erbrechen mußt?“ Mit schwacher Stimme, halonierten Augen und letzter Kraft kam es dann aus ihm heraus: „Ich habe doch heute Geburtstag!“
Sofort ordnete ich die Geburtstagsbescherung an, die Eltern übergaben ihm die Geschenke und den Geburtstagskuchen, alles nachts um 2.30 Uhr.

Das Erbrechen hörte auf, das Problem war gelöst. Er konnte wieder alles, was er trank, bei sich behalten, und damit war die Lebensgefahr beseitigt.

So was gibt es!

Nachts um 1.00 Uhr wurde ich zu einem dringenden Krankenbesuch telefonisch gebeten. Ich mußte durch ein eisernes Fabriktor. Der Weg führte an einer Mauer entlang. Auf einmal sprang aus einer Hundehütte ein riesiger Köter an einer Kette wütend auf mich los. Es war eine Mischung aus Dogge und Schäferhund, die Kette war dünn und verrostet, und ich mußte mich an die Wand drücken und so weitergehen, damit er mich nicht erwischte.
Die Tür der Privatwohnung öffnete sich und der Vater des Kindes holte mich rein.
Wütend machte ich ihm Vorwürfe, daß er mich diesen Gang hatte gehen lassen und solcher Gefahr ausgesetzt hatte. Darauf der Vater: „Ich bin ja versichert." Ich sagte ihm, das Kind würde ich noch untersuchen. Aber morgen solle er sich einen anderen Arzt suchen, mich sähe er nicht wieder

Ein Kind mit Gewalt ins Krankenhaus gebracht

Als junger Kinderarzt wurde ich an einem Sonntag telefonisch zu einem 6-jährigen Kind mit starken Bauchbeschwerden gerufen. Es war am Rande von Hamburg in einer Schrebergartenkolonie.
Lange mußte ich suchen, endlich konnte ich mit dem Auto direkt vor dem Schrebergarten-Häuschen halten.
Die Untersuchung ergab: Der Bauch des Jungen war hochempfindlich und bretthart, eine Appendizitis (Blinddarmentzündung) – wahrscheinlich schon durchgebrochen – für mich ohne Zweifel. Ich sagte daher der Mutter, daß eine sofortige Einweisung ins

Krankenhaus lebensnotwendig sei und ich ihn gleich hinbringen würde.
„Auf keinen Fall“ - so die Mutter - „kommt mir mein Junge in ein Krankenhaus. Vor 8 Wochen ist dort erst meine Mutter gestorben. In ein Krankenhaus gebe ich ihn nicht, er bleibt hier!“
Ein weiterer Versuch, die Mutter zu überzeugen, mißlang. Da griff ich mir den Jungen, trug ihn – die schimpfende Mutter hinter mir – zum Auto und legte ihn vorsichtig auf den Rücksitz und fuhr los.
Im Krankenhaus – er wurde sofort operiert – wartete ich auf das Ergebnis und war erleichtert, daß ich meine Diagnose bestätigt fand: „Schon durchgebrochene Appendizitis“.
Die Heilung dauerte länger, als bei einer einfachen Blinddarmentzündung üblich. Von der Mutter hörte ich nie wieder, von Dank keine Spur, als Patient war ich ihren Sohn los.
Aber der Junge war gerettet, das war ja die Hauptsache.

„Verdammt, dann war er es doch“

(bereits veröffentlicht in „der Kinderarzt“ 1979)

Eine utopische Geschichte aus der kinderärztlichen Praxis

Das Ehepaar Schulze kam diesmal ohne seinen neunjährigen Sohn. Immer waren beide Elternteile mitgekommen, wenn Peter den Kinderarzt brauchte – der Vater grobschlächtig, groß und gutmütig und die Mutter klein und zart, nach der der Sohn geraten war.

Stimmen die Blutgruppen?

Jahrelang hatte ich ihren Sohn Peter hauptsächlich wegen seiner asthmatischen Bronchitis behandelt. Aber diesmal wollten die Eltern nur ein Rezept holen - in ähnlichen Fällen hatten sie sonst angerufen und ich hatte es ihnen schicken lassen, da sie außerhalb

der Stadt wohnten. Beim Verabschieden sagte der Vater beiläufig, sie hätten ihre Blutgruppen bestimmen lassen und hätten beide Gruppe A (mit der Nebengruppe ccdee), und ihr Sohn die Gruppe 0 (mit der Nebengruppe CcDee), ob das ginge?
Als ich das bejahte, meinte der Vater, er hätte gedacht, wenn beide Eltern A hätten, müßte der Sohn es auch haben. Ich erklärte ihm, daß das alles viel komplizierter wäre, aber natürlich ginge das.
Die Eltern sahen sich an, ihre Erleichterung war ihnen anzusehen und geradezu glücklich verließen sie das Sprechzimmer. Inzwischen kamen mir Bedenken, die sich noch steigerten, als ich in der einschlägigen Fachliteratur nachlas. Da ich auf jeden Fall bei der Auswertung dieser so schwierigen Fachliteratur einen Fehler vermeiden wollte, beschloß ich einen namhaften Serologen anzurufen.
Ich schilderte ihm den Fall und bekam eine klare Antwort: Auf gar keinen Fall kann Herr Schulze der leibliche Vater sein, ein Zweifel ist ausgeschlossen. Vater und Mutter A, das Kind 0, das wäre möglich, wenn auch sehr selten, aber mit den betreffenden Nebengruppen ausgeschlossen.

Juristische Konsequenzen

Als ich nun fragte, ob ich das den Eltern mitteilen müsse, meinte er, darüber nichts sagen zu können, das wäre ja eigentlich mehr eine juristische Frage. Da ich unter meinen vier Söhnen zwei erfahrene Juristen habe, lag natürlich nichts näher, als ihren Rat einzuholen. Andererseits habe ich es nicht selten erlebt, daß jeder von ihnen mir einen völlig verschiedenen Rat gibt.
Nun erinnerte ich mich an einen Landgerichtsdirektor a. D., Dr. Hinrichsen, den ich seit langem gut kannte und den ich nun aufsuchte, nachdem ich mich telefonisch angemeldet hatte. Ich bat ihn nun um Klärung meiner juristisch-medizinischen Fragen und schilderte ihm den Fall. Vor allem wollte ich wissen, ob ich den tatsächlichen Sachverhalt den Eltern mitteilen müsse.

Die Eltern Schulze hätten eine Auskunft von mir erbeten, begann Dr. Hinrichsen sein juristisches Exposé, bei der es sich um einen rein medizinischen Inhalt handele. Ich hätte den Eltern sagen können, ich wäre nicht zuständig oder ich glaubte es wäre so und so, oder ich hätte auch ablehnen können. Ja selbst, wenn ich in gutem Glauben eine falsche Antwort gegeben hätte, wäre es zwar falsch, aber noch kein Kunstfehler. Aber jetzt – mit der eingeholten Gewißheit – wäre die Situation anders. Auf keinen Fall hätte ich so bestimmt eine Antwort geben dürfen, die, wenn auch nicht im ersten Augenblick, so doch jetzt wissentlich falsch ist. Da sich diese jetzt wissentlich falsche Antwort noch revidieren ließe, wäre ich verpflichtet, es den Eltern mitzuteilen und zwar beiden Elternteilen.

Tiefgreifende menschliche Konsequenzen

Ich hielt Dr. Hinrichsen nun vor, welche tiefgreifenden menschlichen Konsequenzen das für die Eltern hätte, und daß doch keinem damit gedient wäre und eine Katastrophe über die ganze Familie hereinbräche.

Dazu meinte Dr. Hinrichsen nur, das wären keine stichhaltigen juristischen Einwände, wenn er auch Verständnis dafür habe. Es genüge auch, wenn ich Herrn Schulze als dem Fragesteller mitteilte, mündlich oder schriftlich, bei der Beantwortung seiner Frage über die Blutgruppen möge er mich nicht für kompetent halten. Dies sei ein außerordentlich kompliziertes Kapitel, für das nur Experten wie z. B. serologische Institute zuständig seien.

Ich bedankte mich für die Auskunft und verließ wie betäubt Dr. Hinrichsen. Am nächsten Tag sollte Peter zur Kontrolle kommen, natürlich wie immer zusammen mit seinen Eltern.

Nachts ging mir alles noch mal durch den Kopf. Gern hätte ich es mit meiner Frau besprochen, aber ich wollte sie nicht auch noch damit belasten. Ich war mir bewußt, der, wenn ich so sagen darf, schonendere Vorschlag von Dr. Hinrichsen mit dem Brief an den Vater würde dieselben Folgen haben, als wenn ich ihm alles selbst mitteilte.

Gespräch mit der Mutter
Ich hatte eine Lösung gefunden. Wenigstens die Mutter sollte die Wahrheit kennenlernen. Alle drei Schulzes waren gekommen, ich habe Peter untersucht und dann alle drei ins Labor geschickt, damit bei dem Jungen noch eine Laboruntersuchung gemacht würde. Die Mutter wollte gerade die Tür schließen, als ich sie noch einmal zu mir bat, ich müßte noch die verschiedenen Impfungen und auch die Kinderkrankheiten von Peter für meine Kartei haben.

So, nun hatte ich sie allein vor mir. Ohne zu zögern sagte ich ihr, genaue Recherchen hätten ergeben, daß nach der Blutkonstellation ihr Mann unmöglich der Vater ihres Sohnes sein könne. Ich hatte bei dieser zarten Frau schon mit einem Schwächeanfall gerechnet, aber sie sagte nur: „Verdammt, dann war er es doch" und biß sich auf die Lippen. Sie sah mich flehend an. Ich versprach ihr, ihrem Mann nichts zu sagen. Sie kamen nie wieder zu mir.

Die Wahrheit des Haematologen
Das Ehepaar Schulze hatte sich während des Urlaubs auf Mallorca mit dem Arztehepaar Klein angefreundet. Es war bereits der vierte Abend, an dem sie ihren vergnügten Doppelkopf miteinander spielten. Die beiden Männer warteten an der Theke bei einem Whisky auf ihre Damen. Herr Schulze fragte Dr. Klein, wie er am besten seinen Sonnenbrand behandeln solle. Dr. Klein lachte nur und sagte, er als Haematologe wisse das auch nicht besonders gut.

Herr Schulze fragte ihn, was das sei, ein Haematologe, er hätte ihn für einen praktischen Arzt gehalten. Er erfuhr, daß es ein Spezialist für Blut, Blutgruppen und Blutkrankheiten sei.

Geradezu pfiffig, wie man es dem eher ungehobelten Schulze gar nicht zugetraut hätte, fragte er dann: „Na, dann kann ich Sie ja gleich mal auf die Probe stellen, geht das, Vater und Mutter A (mit den Nebengruppen ccdee) und Kind 0 (mit der Nebengruppe CcDee)?" Er bekam die richtige Antwort, daß das unmöglich sei. Dann entschuldigte sich Herr Schulze und verschwand. Der Doppelkopf an diesem Abend fand nicht statt. Am nächsten Tag waren die Schulzes abgereist.

Ärztliche Haftung wegen Falschaussage?

2 ½ Jahre hatte ich nichts von der Familie Schulze gehört. Bis auf heute, wo ein Brief vom Gericht eintraf. Herr Schulze, vertreten durch den Rechtsanwalt ..., erhob gegen mich Anklage, eine wissentlich falsche Aussage gemacht zu haben von großer Tragweite; wissentlich falsch, da Frau Schulze inzwischen zugegeben hatte, daß ich ihr die ganze Wahrheit der Blutgruppen-Angelegenheit gesagt hätte. Ich hätte zusammen mit Frau Schulze absichtlich die Wahrheit vor dem Ehegatten verheimlicht.

Die Eltern sind inzwischen geschieden.

Da der Sohn Peter in dieser Zeit in eine Pension in Süddeutschland gebracht worden sei, seien für Herrn Schulze erhebliche finanzielle Belastungen eingetreten (DM 30.000,-), für die er mich allerdings nicht haftbar machen könne.

Herr Schulze sei aber seit dem Termin seiner Scheidung für den Schüler Peter Schulze nicht mehr unterhaltspflichtig, habe aber für die Pension von Peter Schulze eine Vorauszahlung geleistet, für die er nicht mehr aufzukommen brauche. Wie beiliegende Rechnung ergäbe, belaufe sich dieser Betrag auf DM 7.000,-, für den er mich nun haftbar mache usw. usw.

Es sei eine zivilrechtliche Anklage, keine strafrechtliche wegen bewußt falscher ärztlicher Aussage. Der Brief schließt mit dem Hinweis, daß in dieser Frage wohl die zuständige Ärztekammer das letzte Wort habe. Natürlich übergab ich diese Angelegenheit „meinen Juristen", meinen beiden Söhnen, die sich sofort rührend um mich bemühten. Aber meine beiden lieben Juristen hatten grundverschiedene Auffassungen von dem Fall.

Der eine gab mir den Rat, auf keinen Fall zu zahlen, das würde meine Haftpflichtversicherung auch ablehnen. Ich hätte aus lauteren Motiven gehandelt und hätte gegebenenfalls, wenn ich anders gehandelt hätte, mit einem Suizid in der Familie Schulze rechnen müssen. Auch läge, wenn ich auch nur zum Teil zahle, darin eine Schuldanerkennung. Eine schwerwiegende Stellungnahme der Ärztekammer sei kaum zu erwarten. Der andere meinte, ich solle lieber zahlen oder vielmehr einen Vergleich suchen. Vielleicht würde, jedenfalls zu einem Teil, meine Versicherung auch dazu bereit sein.

Das könnte dann so aussehen

Herr Schulze reduziert seine Forderungen von DM 7000,- auf DM 6.000,-, die Versicherung würde wohl DM 2.000,- geben, dann würde für mich ein Rest von DM 4.000,- zu zahlen sein. Es könnte durchaus noch günstiger liegen. So würde ein Aufsehen vermieden, es gelange nicht in die Presse, die Ärztekammer erfahre es wohl gar nicht.

Für die Praxis wäre der Schaden am geringsten und alles schnell aus der Weit geschafft und ich hätte keinen Prozeß, der gegebenenfalls mit einer Revision noch länger dauern würde. Einer wollte nun den anderen überzeugen.

Alles nur Phantasie – aber ein Alptraum

Aber ich unterbrach sie und sagte zu meinen Jungs: „Regt Euch nicht auf, es ist nicht so wichtig, das meiste, was ich Euch eben geschildert habe, bestand nur in meiner Phantasie, es war sozusagen mein Alptraum. Tatsache ist nur, daß das Ehepaar Schulze mit dieser Frage der Blutgruppe zu mir kam; und ich ihnen die beruhigende Antwort gab, und sie erleichtert abzogen. Tatsache ist auch, daß ich die Bezeichnung der Nebenblutgruppen gar nicht

behalten habe und so auch gar nicht nachprüfen konnte. Es schien mir im Augenblick so unwichtig, ich sah ihre Not und handelte. Wenn ich die Nebenblutgruppen wüßte, wäre durchaus die Möglichkeit gegeben, daß alles in Ordnung wäre, also Herr Schulze der rechtmäßige Vater wäre. Aber es könnte natürlich auch anders sein.
Aber jetzt noch mir die Nebenblutgruppen geben lassen und damit alles noch einmal aufrühren? Auch wenn Ihr mir dazu raten würdet, ich täte es nicht, denn ich handle als Arzt."

Erst trat eine lange Pause ein, dann kam die erste Frage. „Ja, dann hast Du also gar nicht mit dem Landgerichtsdirektor Dr. Hinrichsen gesprochen?"
„Nein!"
„Und in Mallorca die Geschichte mit Dr. Klein stimmt gar nicht?"
„Nein."
„Und Du hast gar keinen Brief vom Gericht erhalten?"
„Nein."
„Und Frau Schulze, sie hat dann auch gar nicht gesagt: Verdammt, dann war er es doch!"
Ich schüttelte den Kopf; machte mich ganz klein, ich hatte ein schlechtes Gewissen:
„Nein, das hat sie gar nicht gesagt!!"

Besprechen Sie auch Warzen?

Diese Frage stellte mir vorwurfsvoll eine Patientin, die seit vielen Jahren mit ihren zwei Mädchen zu mir kam. Als ich es bejahte, stand sie auf, sagte, sie hätte es schon gehört, aber nicht glauben wollen. „Ich habe Sie immer für einen ernstzunehmenden Arzt gehalten, aber daß Sie solchen Hokus-Pokus mitmachen, das hätte ich nicht von Ihnen gedacht!"

Als ich erwiderte, ich machte es nur, wenn es mindestens 10-20 Warzen wären, die meistens auch schon mehrfach operiert und wiedergekommen wären, machte auch das keinen Eindruck, sie rauschte davon. Ich gebe zu, ich saß wie ein begossener Pudel da. Im Grunde meines Herzens war mir dieses Besprechen auch zuwider. Nur bei Kindern mit mehr als 10 oder 20 Warzen hatte ich es gemacht, weil ich ihnen so die schmerzhafte Prozedur des Herausschneidens jeder einzelnen Warze nach Umspritzung ersparen konnte und vor allem Rückfälle. Denn die gab es bei meinen bisher 20 Fällen, die alle zum Erfolg führten, nie. Auch hatte ich stets auf den klugen Rat meiner Frau gehört: „Erzähl das bloß nie, Du kommst in einen unseriösen Ruf!"
Aber nun war die Sache mit den beiden Kindern von Herrn P. passiert und damit war es eben doch bekannt geworden und so hatte auch meine empörte Patientin davon erfahren.

Frau P. kam mit ihrem Ältesten, Marc, 11 Jahre, zu mir; er hatte über 20 z.T. sehr große Warzen an der linken und 3 an der rechten Hand. Zweimal waren sie bereits vom Hautarzt operativ entfernt worden. Nun wolle er nicht mehr und sie wisse nicht, was sie machen solle. – „Gut, dann will ich sie mal besprechen!" – „Sowas können Sie?" fragte Frau P. „Nun versuchen wir es mal" – Ich nahm Marc mit in mein Extrazimmer, die Mutter durfte nicht mit. Ich wußte – nun auch schon aus eigener Erfahrung, aber schon vorher hatte ich das schon gespürt – es gelingt nur, wenn es sich um eine größere Zahl von Warzen, 10, 20 oder mehr handelt. Das war hier ja der Fall. Bei einer oder einzelnen hätte ich es gar nicht erst versucht und werde es auch nie tun.

Ich wurde mal von jemandem gefragt: „Müssen Sie sich nun sehr dabei konzentrieren?" Ich mußte lachen. Denn wenn er gewußt hätte, was ich so beim Besprechen zu sagen pflege, hatte ich mich höchstens zu konzentrieren, damit ich nicht anfange zu lachen. Als Arzt weiß man, die ganze Wirkung beruht nur auf Suggestion.

Zunächst beruhigte ich Marc. „So, nun mach mal die Augen zu" - warten. Nach einer Weile legte ich behutsam seine beiden Hände auf den Tisch, „Ganz ruhig," sagte ich freundlich zu ihm, „aber laß die Augen zu!" Nun berührte ich seine Hände und sagte halblaut und mit Absicht etwas verschwommen:

In a magno die Klosetto
kakarino in die Betto,
as we have no Waterkloset,
we schiet all in Eimer

Dann wartete ich noch eine Weile – „So, jetzt mach die Augen auf. Wir sind fertig. In 7-8 Wochen kommst Du wieder".

Nach einer Woche kam sein jüngerer Bruder mit 12 Warzen am Fuß. Hier wieder derselbe Vorgang, nur daß ich zur Abwechslung mal etwas anderes sagte und zwar 2-3 mal hintereinander, weil es kürzer war:

Tschira tschara Casanova
Apapaporinka
Tschischwinitschi Quisaqua

Nach 8 Wochen rief mich die Mutter an, bei beiden Kindern wären alle Warzen völlig verschwunden und sie schickte mir die beiden noch einmal vorbei. Es war, wie die Mutter sagte und an der ganzen Sache wäre nichts besonderes gewesen, wenn der Vater der Jungs nicht in meinem Tennisverein Tenniswart gewesen wäre. Ihm war diese Anhäufung von Warzen bei seinen Jungs unangenehm und er erzählte nun überall von diesem Erfolg.
In der nächsten Zeit kamen verschiedene Kinder aus dem Tennisclub, die meistens vereinzelte Warzen hatten, mit der Bitte, sie zu besprechen. Sie waren sehr enttäuscht, als ich wohl bereit war, sie chirurgisch zu entfernen, aber auf keinen Fall zu besprechen.

Nach längerer Zeit war die s. Z. so empörte Patientin wieder in meiner Praxis. Ich holte sie zu mir, als sie ein Rezept für ihre Mädchen ausgestellt haben wollte. Mich wurmte es noch immer und ihre Worte „ich hatte Sie eigentlich für einen ernstzunehmenden Arzt gehalten", hatte ich nicht vergessen. Das hatte mir noch keiner gesagt. Die vielen Blumenarrangements und Sträuße, die meinen Schreibtisch bis vor kurzem wegen meiner Verleihung des Bundesverdienstkreuzes noch geziert hatten, waren verschwunden. Sie hatte also keine Gelegenheit, nach dem Grund zu fragen und sollte es doch wissen. Ich gab mir einen Stoß: „Wissen Sie schon, daß mir wegen meiner wissenschaftlichen Arbeiten das Bundesverdienstkreuz am Bande verliehen wurde? Ich finde, so langjährige Patienten sollten das ruhig wissen." Es machte einen enormen Eindruck. So war es beabsichtigt. Einige Wochen später kam ihre 13-jährige Tochter mit einem Bild von mir und entsprechendem Artikel, den sie aus der ersten Seite einer großen Tageszeitung herausgeschnitten hatte. Sie bat mich, darauf meine Unterschrift zu geben und strahlte, als ich schrieb: „Meiner lieben Karin von ihrem Doktor L."
Es war mein erstes Autogramm (und ist bis heute auch das letzte geblieben).
Aus der weiteren Verwandtschaft kam ein kleines Mädchen aus dem Rheinland zu mir nach Hamburg mit ihrer Mutter. Die Kleine hatte schon soviele Warzenoperationen an ihren Händen über sich ergehen lassen müssen und immer waren die Warzen wiedergekommen.
Nach meiner Besprechung schrieb sie mir eine Karte mit folgendem Text:

„Lieber Herr Dr. Lübbe!
Ich danke Ihnen ganz doll, das ich zu Ihnen kommen durfte. Als ich bei Ihnen war, dauerte es nur 5 Tage, da wurde die erste Warze schwarz und wurde immer kleiner. Ich bin glücklich.
Viele Grüße von Ihrer Vivika Gramke"

Die Vaterkrankheit

Es macht mir Spaß, manchmal Fragen zu stellen, die die Patienten in Staunen versetzen.
Neue Patienten, die Mutter mit ihrem zweijährigen Mädchen, waren zu mir gekommen. Schon auf dem Weg von der Tür zum Stuhl mir gegenüber sah ich, daß die Kleine ihren rechten Arm hängen ließ. Ich bat die Mutter, Platz zu nehmen und ehe sie noch etwas gesagt hatte, fragte ich: „Ist Ihr Mann Linkshänder?"

Sie sah mich fast entsetzt an und bekam vor Staunen den Mund nicht zu; dann bestätigte sie es.
Ich sagte ihr nun, es wäre eigentlich nichts Besonderes, daß ich das weiß. „Sehen Sie, im Jahr kommen ca. drei bis vier Kleinkinder zu mir, die einen Arm hängen lassen, immer den linken Arm. Das kommt daher, daß der Vater mit ihnen gespielt hat. Er hat sein Kind an den Händen gefaßt und es dann mit einem „Ruck" in einem Schwung hochgehoben. Da der Vater gewöhnlich Rechtshänder war und so mit dem rechten Arm stärker und ruckartiger hochgezogen hat, war die Zerrung am linken Arm des Kindes viel stärker und führte zu der Schonstellung, die fast wie eine Lähmung aussah.

Bei Ihrem Kind hing nun nicht, wie bei den anderen, der linke Arm herab, sondern der rechte – also mußte der Vater Linkshänder sein.
„Im übrigen braucht Ihr Kind keine besondere Behandlung, nach zwei bis drei Tagen ist alles von selbst wieder gut, es ist eben nur eine Zerrung" (bzw. in seltenen Fällen eine Subluxation, die leicht mit einem Handgriff zu beheben ist).
Ich notierte auf der Karteikarte meiner kleinen Patientin: Vaterkrankheit – so pflegte ich das zu nennen – diesmal Vater Linkshänder.

Gepflegte Sprache aus Kindermund

Als Kinderarzt machte ich bei einem 7-jährigen Jungen einen Krankenbesuch kurz vor Weihnachten. „Na, Harry, wie gehts?"
„Gut, Herr Doktor!" – „Ja, aber heute nacht," betonte die Mutter, „heute nacht hatte er 40,7 Fieber, ich war ganz ... ganz ..."
„Echauffiert," kam ihr Harry zu Hilfe.
Ich mußte lachen über diesen Ausdruck aus Kindermund.
„Was wünscht Du Dir denn zu Weihnachten, Harry?"
„Eine elektrische Eisenbahn!"
"Das wird wohl nichts werden," antwortete ich, „das ist viel zu teuer, das kann man ja nicht bezahlen."
„Mich dünkt," er drückte sich tatsächlich so aus, „mich dünkt, meine Eltern haben bereits genügend Geld von der Bank abgehoben."
„Wirst Du zu Weihnachten auch ein Gedicht aufsagen?" fragte ich nun. – „Nein, ich spiele Flöte, ich muß aber noch kräftig üben!"

Am nächsten Tag klopfte ich beim erneuten Krankenbesuch kräftig an seine Tür.
„Na, Harry, bist Du auch nicht echauffiert, daß ich so doll angeklopft habe?"
„Nein." Für Harry war das wohl nicht witzig, ‚echauffiert' gehörte zu seinem selbstverständlichen Sprachschatz.
Ich mußte lachen. „Woher hat der Junge diese gepflegte Sprache?" fragte ich die Eltern. „Gibt es hier im Haus einen Schulmeister?" – „Nein", erwiderte der Vater, „ich weiß es auch nicht. „Was sind Sie denn von Beruf", fragte ich den Vater „Finanzbeamter, aber vielleicht ist mein Bruder die Ursache."
„Was ist der denn von Beruf?" fragte ich.
„Er ist bei 'Edeka' (Lebensmittelkonzern)," fuhr der Vater fort „aber er wollte eigentlich Lehrer werden!" Das war's.

Die Briefmarke

Eigentlich hatte ich die ganzen Geschichten nur wegen dieser etwas makabren Begebenheit geschrieben. Und wenn ich meine vier Jungs, die beiden Juristen und die beiden Jüngeren, die Mediziner, frage, was sie am meisten beeindruckt hat, so ist es die „Briefmarke".

Früher hatte ich die Geschichte öfter erzählt, hab' mich aber in letzter Zeit um sie herumgedrückt, bis ich kürzlich auf einer Gesellschaft, auf der wir alle recht ausgelassen waren, von meiner Frau gedrängt wurde, sie mal wieder zu erzählen. Nun soll sie zu guter Letzt auch hier nicht fehlen.

So wie die Geschichte vom „wildernden Hund", hatte ich auch diese meinen beiden Juristen als Beispiel einer wirklich schwierigen juristischen Frage, als juristisches Problem, zur Aufgabe gestellt. Daß auch meine beiden Mediziner davon beeindruckt waren, lag wohl daran, daß ebenfalls medizinische Fragestellungen gestreift wurden. Aber sehen Sie selbst.

Erwartungsvoll spürte ich den Blick der eben noch so fidelen Gesellschaft auf mir.

Nur wenige Häuser weiter in unserer Straße, wohnte der 84-jährige Herr P. mit seiner Haushälterin. Einmal in der Woche besuchten ihn seine beiden Söhne. Er hatte ein sorgfältiges Testament gemacht. Es war nicht viel, was er zu vererben hatte, vom Haus blieb vor Hypotheken kaum etwas übrig, es war eigentlich nur eine einzige Briefmarke, eine alte Württemberger. Diese war allerdings außerordentlich wertvoll und mit ca. 90.000 Mark nicht zu hoch zu veranschlagen. Den Erlös dieser Sammlung sollten seine beiden Söhne zu gleichen Teilen erben. Dann hatte er noch angeordnet, verbrannt zu werden und hatte eine Autopsie, also eine Sektion, streng verboten. Mit denselben Worten, mit denen er es seinen Söhnen oft gesagt hatte, war es auch im Testament niedergelegt: „Wenn ich meine ewige Ruhe habe, soll auf keinen Fall noch irgendwie an mir herumgeschnippelt werden."

In seinem Briefmarkenzimmer hielt er sich am häufigsten auf. Er saß dann an einem Pult, wie man es von alten Kontoren Hamburger Kaufleute kennt. Dort lag seine Briefmarkensammlung, an dem für Tinte und Feder vorgesehenen Platz war eine große Lupe und die Spezialpinzette für Briefmarken vorgesehen.
Eines Tages hörte die Haushälterin Geräusche von Stöhnen und zersplittertem Glas. Sie öffnete leise die Tür zum Briefmarkenzimmer. Durch den Türspalt sah sie den Alten, halb von hinten und von der Seite, seine Brille lag zersplittert am Boden. Während er mit der Linken eine Briefmarke mit der Pinzette dicht vor das Gesicht hielt, schwankte er mit seinem Oberkörper hin und her, den Mund weit geöffnet und röchelnd. Mit einem letzten ruckartigem inspiratorischem Röcheln ließ er die Pinzette fallen, die Briefmarke folgte dem eingeatmeten Luftweg, schwer fiel der alte Mann auf sein Pult, er war tot.

In unglaublich kurzer Zeit waren seine beiden Söhne da. Sie gingen rauf ins Briefmarkenzimmer und hoben den Kopf des Vaters ein wenig an. Justament auf der aufgeschlagenen Seite seiner Sammlung hatte er gelegen, wo seine Briefmarke ganz allein den Ehrenplatz hatte.
Ja, hatte – denn sie war nicht mehr da.
Für Trauer war noch viel Zeit vorhanden, jetzt hieß es zu handeln. Schnell gingen sie herunter zu der Haushälterin und erfuhren alles ganz genau; von der zerbrochenen Brille, der Pinzette und der beim Luftzug durch das Röcheln verschwundenen Briefmarke. Nachdem sie wieder heraufgegangen waren, hörte die Haushälterin, wie sie die Tür oben abschlossen, was sie sonst nie getan hatten. Auch ihre Stimmen konnte sie nur gedämpft hören.
Früher habe ich noch eingehend geschildert, was hinter der Tür geschah. Aber in diesem Kreis, wo auch Damen dabei sind, möchte ich darauf verzichten.
Beide Söhne verließen das Briefmarkenzimmer nach einer Weile und begaben sich in höchster Eile aus dem Haus. Man sah ihnen

an, das Gesuchte hatten sie nicht gefunden. Jetzt wollten sie zu ihrem Rechtsberater, es war höchste Zeit.
Hier hakte ich ein. Ich wollte ja das tragische Geschehen benutzen, um es als juristisches Problem von meinen beiden Juristen lösen zu lassen. Engagiert nahmen sie sich des Falles an, hatten aber sofort entgegengesetzte Standpunkte und begründeten sie. Ich will nun nicht Differenzen im Einzelnen aufführen, sondern nur kurz die juristische Lage skizzieren, wie meine Söhne sie dargelegt haben. Folgende Alternativen bestanden:
Man konnte das Testament strikt ausführen, gleich, ob Werte verlorengingen, dann eben muß auf sie verzichtet werden. Auch daß die Söhne, also die Erben je zwei Kinder hatten und sich nur in leidlicher sozialer Situation befanden, war dabei ohne Belang.
Da sich die wertvolle Briefmarke offensichtlich in der Speiseröhre, bzw. im Magen oder in der Luftröhre befand, mußte bei einer längeren Dauer mit einer Beschädigung oder Zerstörung gerechnet werden. Es war also Eile geboten.

Darum konnte zweitens versucht werden, bei Gericht eine einstweilige Verfügung zu erhalten, die trotz des Testaments sofort Maßnahmen gestattet, so schonend wie möglich, durch einen kleinen Eingriff die Briefmarke den Erben zu erhalten. Schließlich hatte der Vater es sich ja selbst gewünscht. Das Risiko lag darin, daß das Gericht ablehnte.

Schließlich bestand noch die Möglichkeit, diese Maßnahme selbst oder durch Dritte ohne Genehmigung zu vollziehen, entgegen der Rechtslage; auch da ein Risiko, nämlich, daß dies bei der Einsargung bemerkt würde.
Ich fühlte, daß alle Damen und Herren in dieser Gesellschaft spannend gefolgt waren, darum richtete ich nun selbst an sie das Wort: „Urteilen Sie selbst, was soll man tun?“ Mein Nachbar, der Bankdirektor: „Kann man nicht sagen, sie hätten beide vier Kinder gehabt und befänden sich beide in finanzieller Not? Auch

könnte man den Wert der Briefmarke bedeutend höher angeben."
„Ach was," meinte der Nächste, „ein kleiner Schnitt, und wenn dies später festgestellt werden sollte, dann hat man eben die Vorschriften nicht so gewußt, hat sich geirrt, aber die Briefmarke ist da!"
Die allgemeine Stimmung schien hierfür zu sein. Nun wurde an den HNO-Arzt in unserer Runde die Frage gestellt: „Kann man denn von Ihrem Fach aus nichts machen?"
„Ja, es gibt da verschiedene Möglichkeiten. Die Gastroskopie und die Larnyngoskopie, auf Deutsch, Spezialapparaturen, die die Möglichkeit schaffen, in die Speiseröhre bzw. Luftröhre zu sehen und auch Fremdkörper so zu entfernen. Aber dazu braucht man bei beiden Methoden die aktive Mithilfe des Patienten und einen normalen Muskeltonus, zumal eine besondere Stellung notwendig ist. In dieser Lage aber, bei einem Toten, ist der Einsatz dieser medizinischen Geräte nicht zu verwirklichen."
„Ist ja auch gar nicht nötig". Alles wandte sich zu der jungen Frau, Mutter zweier Kinder und als tüchtige Hausfrau angesehen, „ist ja auch gar nicht nötig, man bekommt die Briefmarke auch so, und zwar heil wieder."
Ich mußte einfügen, daß das, was Juristen und Mediziner nicht fertiggebracht hatten, hier beste Aussicht hatte.
„Man muß nur das Bodenstück abnehmen," dabei biß sie ein Stückchen von der Salzstange, die sie in der Hand hielt, ab, „und müßte eventuell den Schlauch am Ende etwas schmaler drücken, und," fuhr sie noch schluckend fort, „man muß eben alles fein abdichten!"
Alles schwieg, kein Wort war zu hören, schließlich fragte ich selbst: „Verzeihung, gnädige Frau, was meinen Sie denn damit?"
„Den Staubsauger!" antwortete sie.

Nachsatz: immer wenn eine meiner Geschichten nicht der Wahrheit entspricht, habe ich mich selbst verpflichtet, es bekanntzu-

geben. In diesem Fall möchte ich mich nicht dafür verbürgen, zumal diese Geschichte von mir selbst für meine beiden Söhne, die Juristen, ausgedacht wurde.
Wohl aber kann ich mich dafür verbürgen – und damit kann ich Enttäuschte vielleicht etwas trösten – daß die Krone dieser Geschichte, nämlich der Vorschlag mit dem Staubsauger, tatsächlich gemacht wurde, hierfür bestehen auch zahlreiche Zeugen.

Meine kleine Maizena

Ich besuchte meinen Vetter Harro, unseren bewährten Familienforscher. Seine Tochter Regina, die ich mehrere Jahre nicht gesehen hatte und die inzwischen verheiratet war, machte mir auf. Freudige Begrüßung. „Ich bin ja Deine kleine Maizena, weißt Du noch, Onkel Carsten?"
Er wußte es nicht.
„Das war so," erklärte mir Regina, „als Du vor 17 Jahren zum erstenmal bei uns einen Krankenbesuch als Kinderarzt machtest, hattest Du nach meinem Alter gefragt und ich hatte geantwortet: Ich werde im Mai zehn." – „Ja, dann bist Du ja meine kleine Maizena. An diese Worte von Dir muß ich immer denken, wenn ich Dich sehe."

Das Kruzifix

Außer uns (meiner Frau und mir) waren noch zwei Ehepaare beim Pastor und seiner Frau eingeladen. Es gab manches Gespräch über theologische Themen, für mich als Arzt sehr ungewöhnlich; besonders lebhaft von der Frau des Pastors geführt.

„Mein Mann hat jetzt auch den Seelsorgedienst im Krankenhaus und da ist folgendes passiert: Eine junge Frau erwartete ihr erstes Kind und wegen gefürchteter Komplikationen lag sie schon einige Tage vorher im der Klinik. Ihr Bett stand in dem Raum so, daß sie immer zu dem großen holzgeschnitzten Kruzifix über der Tür sehen mußte. Da hat der Ehemann einfach das Kruzifix runtergenommen und in den Schrank getan." Sie machte eine Pause und ich stellte mir vor, wie die Augen der jungen Frau an dem leidgequälten Herrn mit der Dornenkrone voller Ernst und Trauer hingen, den ganzen langen Tag, wo sie allein im Zimmer lag und der Ehemann es einfach nicht mehr mit ansehen konnte.
„Und am nächsten Tag bekam sie ihr Kind, ein Mädchen," fuhr die Frau des Pastors fort, „aber es war blind!"
Allgemeines Bedauern, ja Entsetzen. Als es ruhiger wurde, fragte ich: „Aber was hat das mit dem Kruzifix zu tun?"
„Na, das ist doch offensichtlich Gottes Fügung," bekam ich zur Antwort.
„Ist das auch Ihre Meinung, Herr Pastor?" wandte ich mich nun an ihn.
„Gottes Wege sind unergründlich und was er tut, ist wohlgetan. Aber ein Zusammenhang ist da wohl nicht auszuschließen, meine ich."
Ich konnte das nicht akzeptieren.
„Dann wäre es ja ein Gott der Rache, und auch noch an einem völlig unschuldigen Objekt, dem armen Kind. So kleinlich kann Gott nicht sein, ein solcher Gott kann mir ...." ich beherrschte mich, ich sah den mahnenden Blick meiner Frau.
„Gott ist für mich ein Gott der Güte, der Vergebung, der Liebe."
Meine Frau nickte mir zu. Es herrschte eisiges Schweigen. Der Abend endete frostig.

Ein nicht alltäglicher Empfang

Seit ein bis zwei Jahren war er ein Bild des Jammerns. Man hörte von einer Operation am Unterleib und an beiden Händen, dann sollte er entsetzliche Wirbelsäulenschmerzen haben, infolge einer Bandscheiben-Erkrankung, und nun sollte auch das Herz ganz schlecht sein mit seinen beinah' 75 Jahren. Es war ein gesundheitlicher Niedergang bei diesem liebenswerten, früher so ausgeprägten Sportsmann, so daß man das Schlimmste befürchten mußte.
Nun flatterte eine Einladung zu uns in Haus zum Empfang zu seinem 75. Geburtstag und zur Nachfeier des 50. Geschäftsjubiläums. Er wolle den Tag mit seinen Gästen bei bester Gesundheit feiern. Beim Empfang - es waren ca. 150 Personen da - war er nicht wiederzuerkennen. Um Jahre jünger aussehend, ohne Beschwerden, drahtig, straff und bei bester Laune; kurz er war von Kopf bis Fuß neu, d.h. genau genommen ganz neu bis auf Kopf und Fuß, denn nur hier war nichts gemacht.
Er hatte eine altersbedingte Unterleibsoperation hinter sich, seine Hände, die infolge einer Dupuytren Kontraktur in Fauststellung standen, waren chirurgisch gerichtet, seine erkrankten Bandscheiben waren operativ entfernt, die Wirbelsäule also wieder intakt und seine Herzattacken hatten aufgehört, seit dem ihm ein Herzschrittmacher eingesetzt war. Er war ein Ruhmesblatt für Internisten, Urologen, Hand- und Neurochirurgen und Herzspezialisten.

Nach der Begrüßung durch das reizende Gastgeberpaar schoben meine Frau und ich uns durch die Menge und trafen Bekannte aus unserem Tennisclub. Wir setzten uns zu ihnen an den Tisch und machten uns mit den übrigen der Tischrunde bekannt.

„Mit Ihnen habe ich auch schon mal Tennis gespielt," sprach mich mein Nachbar an und der ältere Herr daneben kannte mich

auch. Mir fiel es ein: „Ja Sie haben recht, Sie wohnten doch früher in der Gossler-Straße."
Er erwiderte quer über den Tisch! „Ja, da wohne ich auch noch und da hat sich meine Frau auch vor zwei Jahren aufgehängt."
„Wie bitte?"
„Ja, sie hat sich dort aufgehängt, sie war schon längere Zeit depressiv."
Und nun suchte ich eine Haushälterin. Aber die erste, die wollte mit mir gleich ins Bett und mich möglichst heiraten – sie flog.
Die zweite war dauernd betrunken – sie flog.
Aber die jetzige, die ist in Ordnung!" Dabei blinzelte er eindeutig mit den Augen, um zu unterstreichen, was er mit „in Ordnung" meinte.
Ich wechselte den Gesprächstpartner. Mein Gegenüber, eine sympathische Dame, erzählte mir, daß sie mit ihrem Jüngsten früher bei mir als Kinderarzt in Behandlung war. Dann solle sie ihn mal grüßen, meinte ich. „Wie alt ist er denn jetzt?"
„28 Jahre."
Wir haben dann noch dem exzellenten Büffet alle Ehre angetan. Reden wurden nicht gehalten. Wir verabschiedeten uns von unserer liebenswürdigen Gastgeberin und ihrem neugeborenen Ehemann, wenn ich so sagen darf, mit dem Gefühl, daß es ein nicht alltäglicher Empfang war.

Der Überfall

Auf dem Wege von der Apotheke nach Hause begegnete mir auf dem Fußgängerweg ein Gefährt, auf dem zwei Jungen hintereinander saßen und das von dem größeren, ca. 8 Jahre alten, Jungen geschoben würde. Beide, der vorne sitzende 5- bis 6-jährige wie sein älterer Bruder, schwangen drohend je einen langen Stock hin und her.

Kurz vor mir hielt das Gefährt, der ältere sprang ab und richtete seinen Stock auf mich wie eine Maschinenpistole: „Halt! Geld her!" –
Ich blieb stehen, die Hände erhoben. Nun donnerte der Kleine auf seinem Wagen sitzend mit finsterem Gesicht los: „Hose runter!"
„Nein, nicht die Hose," ich nahm meine erhobenen Hände runter und hielt meine Hose fest, „bitte nicht die Hose!"
Der Größere zu seinem Bruder: „Nun laß man die Hose." Dann zu mir gewandt: „Aber nur 5 Pfennig oder so."
Jetzt kamen zwei Türkenkinder, die zögernd stehen blieben.

„Ihr könnt gehen, Ihr seid ja noch Kinder", beschied der Ältere.

Ich gab dem Kleinen ein einzelnes 2-Pfennig-Stück und dem großen Bruder zwei einzelne 1-Pfennig-Stücke. Gereizt schimpfte der Kleine: „Ich hab nur eins, du zwei!" Ich erklärte ihm, daß beides gleich wert sei, sein Bruder wiederholte es nochmal.

Der Ältere nahm den Stock hoch, rückte zur Seite: „So, jetzt können Sie durchgehen!"
Und so bin ich durchgegangen.

Kinderärztliche Grundregeln für Eltern

Der Kinderarzt soll kranke Kinder behandeln und ihnen helfen; so ist wohl die vorherrschende Meinung. Sicher, das muß er. Ich habe es mir aber zur Aufgabe gemacht, den Eltern einige Grundregeln mit auf den Weg zu geben, wenn sie mit einem neuen Erdenbürger zum ersten Mal zu mir kamen.
Mit Recht darf ich wohl annehmen, durch diese Grundregeln manches Unglück und Mißgeschick verhütet zu haben. Ist es doch

viel wichtiger, als das zu behandeln, was hätte verhütet werden können.
Nur beim ersten Kind passiert es, daß es im ersten Lebensjahr vom Wickeltisch auf die Erde fällt, meistens ohne ernstliche Folgen, aber nicht selten mit Knochenbrüchen oder Gehirnerschütterung. Die zweiten, dritten und folgenden Kinder fallen so gut wie nie vom Wickeltisch, weil die Mutter – aus Erfahrung gewitzt – sich so verhält, wie sie es beim ersten Kind schon hätte tun sollen.

Deshalb 1. Grundregel:
Niemals auf dem Wickeltisch das Kind quer legen, so daß es nach vorne, wo ja kein schützender Rand ist, herunterrollen kann. (Das passiert, wenn man mal eben eine Windel holen will).
Ebenso treten Verbrühungen und Verbrennungen fast ausschließlich beim ersten Kind auf und nicht bei den folgenden, wieder weil sich die Mutter dann so verhält, wie sie es beim ersten schon hätte tun sollen. Analog verhält es sich mit der Gefahr durch giftige Reinigungsmittel und durch Medikamente.

Deshalb 2. Grundregel:
Sich gleich so verhalten, als wenn man schon eine bittere Erfahrung mit einer Verbrühung bei seinem Kind (meistens ja im 2. Lebensjahr) erlebt hätte.
Schäden durch falsche Lage können beim Säugling auftreten, wenn längere Zeit eine falsche Gewohnheitshaltung eingenommen wird, besonders bei harter Matratze.

Deshalb 3. Grundregel:
Zur Vermeidung von Lageschäden (einschließlich lagebedingter Wirbelsäulenverbiegung, Hüftanomalien und Fußfehlstellungen) mittelweiche Matratze und Lage des Säuglings regelmäßig wechseln, aber nachts nie Bauchlage, wohl am Tage. Die ersten 4 Wochen keine Bauchlage.

Zum Schluß habe ich den Eltern noch eine Erziehungsregel mit auf den Weg gegeben aus der Erfahrung, daß leichtfertig den Kindern etwas versprochen wird und berechtigte Verbote wegen des hartnäckigen Widerstandes vom Kind aus Bequemlichkeit wieder aufgehoben werden. Und das sollen die Eltern wissen, bevor sie auch diesen Fehler begehen.

Deshalb 4. Grundregel!
Immer ehrlich zum Kind sein – das gilt auch für den Arzt – , großzügig in der Erziehung – aber – das Kind muß ein absolutes Nein kennen, wo es notwendig ist; dieses Nein muß dann so entschieden und bestimmt sein, als ob man ein Kleinkind damit im letzten Augenblick zurückhält, eine Kanne mit kochend heißem Kaffee vom Tisch zu reißen. Dadurch erleichtert man nicht nur sich selbst die Situation, sondern vor allem dem Kind, dem man einen beide Teile zermürbenden Widerstandskampf erspart.

Der Ritt auf dem Motorrad

„Donnerwetter haben Sie aber ein feines Pferd, Herr Stabsarzt!" „Ein vorzüglicher Brauner" mit einem gewichtigen Nicken unterstrich der nächste Offizier diese Bemerkung. Als dann noch der 3. mit seinem: „Meine Hochachtung, was für ein Gaul", dazukam, wußte ich, daß mit diesem Pferd irgendetwas los war.
Ich war erst vier Wochen beim Regiment in Südfrankreich und hatte bis dahin den wirklich guten Fuchs vom Obersten geritten, der ihm selbst zu lebhaft war. Aber heute, bei der bevorstehenden Besichtigung durch den General, wollte der Oberst ihn selbst reiten und man hatte mir ein anderes Pferd zur Verfügung gestellt.
Ich war absolut kein perfekter Reiter, hatte nie Reitunterricht gehabt und verstand vom Reiten nur soviel, wie mir die anderen Offiziere beigebracht hatten. Zunächst ging alles gut.

Dann sollte ich zu einem bestimmten Bataillon reiten. Man gab mir einen berittenen Begleiter mit, der den Weg kannte. Es war ein schmaler Weg, kaum größer als ein Fußsteig, der gewunden durch den dichten Wald führte. Plötzlich drängte sich mein Gaul an meinem Begleiter vorbei, wurde immer schneller und passierte schließlich diesen schmalen gewundenen Weg in einem Renngalopp. Ich sah nur in der Entfernung von wenigen Zentimetern, die Baumstämme an mir vorbeihuschen. Mein einziges Bemühen war, nicht herunterzufallen. Ich kann wohl sagen, ich hatte Todesangst. Nach einer wie endlos erscheinenden Zeit wurde das Pferd langsamer und kam schließlich zum Stehen. Lange mußte ich warten, bis mein Begleiter mit einem etwas erstaunten Gesicht schließlich auftauchte.
Der weitere Tag verlief ruhig, die Besichtigung klappte. Der General hatte sich verabschiedet. Mein Gaul hatte weiter keine Zicken mehr gemacht, die Episode im Wald war fast vergessen, jedoch war ich noch vom tiefsten Mißtrauen erfüllt. Kurze Besprechung aller etwa 30-40 berittenen Offiziere beim Oberst. Dann gab er Signal zum Heimweg. Im leichten Galopp ging es los, geradeaus in ca. 700 m Entfernung sah man undeutlich das Ende der Truppe im Wald verschwinden. So, jetzt bekam mein verrückter Gaul wieder seine Tour. Plötzlich setzte er sich wieder in Renngalopp, es war nichts zu machen. Es galt wieder nur, drauf zu bleiben. In rasender Fahrt ging es los, jetzt konnte ich deutlich sehen, wie die Infanterie im tiefen Hohlweg im Wald verschwand, rechts und links vom Weg ging es steil hoch, den Schluß bildetet ein Motorrad mit Beiwagen. Alles trug Stahlhelme. Mein Gaul stürmte mit mir weiter. Was sollte werden? Rechts oder links vorbei war unmöglich. Jetzt war es soweit; mit einem gewaltigen Satz sprang er mit mir drauf auf das fahrende Motorrad mit besetztem Beiwagen. Wir fuhren so zusammen ca. 20 Meter, ohne daß ich herunterfiel, dann sprang mein Pferd endlich herunter und ich konnte absteigen. Es hatte sich an den Fesseln Hautabschürfungen zugezogen und Rißwunden, die später vom Veterinär genäht wurden.

Die Motorradfahrer, Gott sei Dank mit Stahlhelm, waren mit dem Schrecken davongekommen. Man erlebt es ja nicht alle Tage, daß ein Pferd mit Reiter auch mitfährt. Zu Fuß führte ich den Gaul später in seinen Stall. Man nahm mir das Pferd ab und zog es in seine Box, an der deutlich ein Schild angebracht war, auf dem stand: „Vorsicht Beißer und Schläger!"

Er hat was gelernt...

Offiziers-Kriegsgefangenen-Lager Modena Mai 1945. Hier habe ich viel gezeichnet, hohe Offiziere, darunter ein General. Zwei italienische Offiziere habe ich mir rausgesucht, weil sie so gar nicht einem deutschen Offizierstyp entsprechen, s. Abb. Glühende Hitze.
Lagerärzte waren Stabsarzt Dr. M., aktiver Sanitätsoffizier, und ich (Stabsarzt d. R.). M. war jünger als ich, kräftig, seine Stärke lag im Massieren, was er auch vortrefflich verstand. Seine Augen leuchteten, wenn seine Patienten unter seiner Massage ein Stöhnen nicht zu unterdrücken vermochten.
Wir hatten beide ein eigenes Behandlungszelt.
Eines Tages hörte ich von draußen im Behandlungszelt von M. leises, regelmäßiges Stöhnen. Ich steckte meinen Kopf in die Zelttür und erstarrte. M. und sein Patient, beide in kurzen Hosen und mit freiem Oberkörper, wie es im Lager allgemein üblich war, saßen sich auf einer Kiste, die als Stuhl diente, gegenüber. M. hatte das rechte Bein seines Patienten zwischen seine Beine genommen und massierte kräftig. Ich sah mit einem Blick, daß dieses rechte Bein doppelt so dick war als das andere und es sich um eine Thrombose handelte.
Ich gab ihm ein Zeichen rauszukommen. „Menschenskind M., hören Sie auf mit der Massage, das ist eine Thrombose, die absoluter Ruhe auf einer Schiene bedarf und bei der Massage eine akute Emboliegefahr darstellt!"

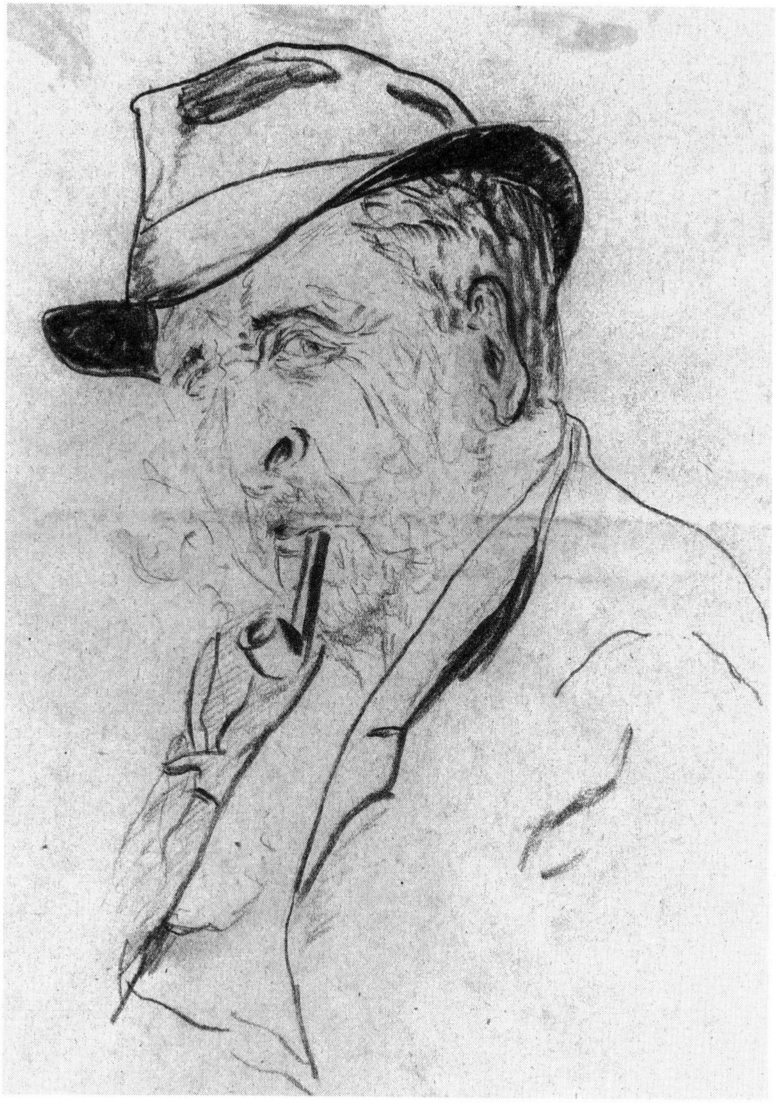

Ein italienischer Offizier in Gefangenschaft in unserem Lager Als ich ihn gezeichnet hatte, sagte er: „Come io sono brutto, come brutto, ma io sono cosi" („Oh, wie bin ich häßlich, wie häßlich, aber so bin ich!")

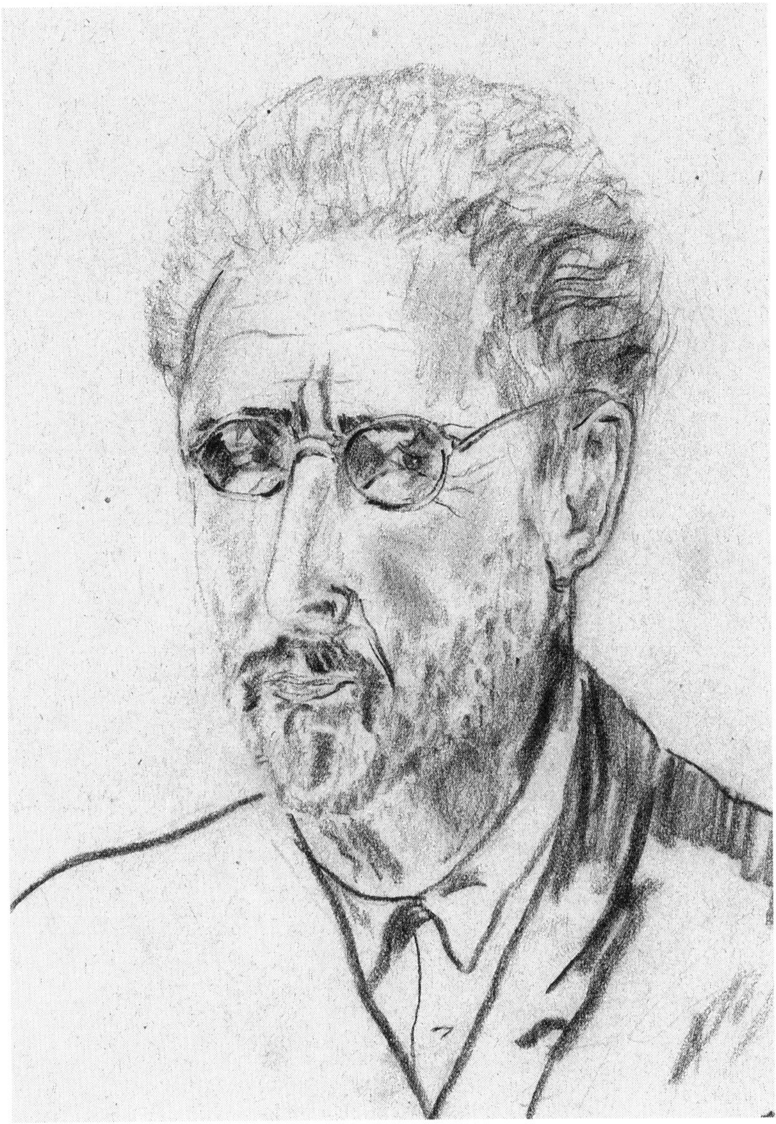

Italienischer Offizier im Gefangenen-Lager

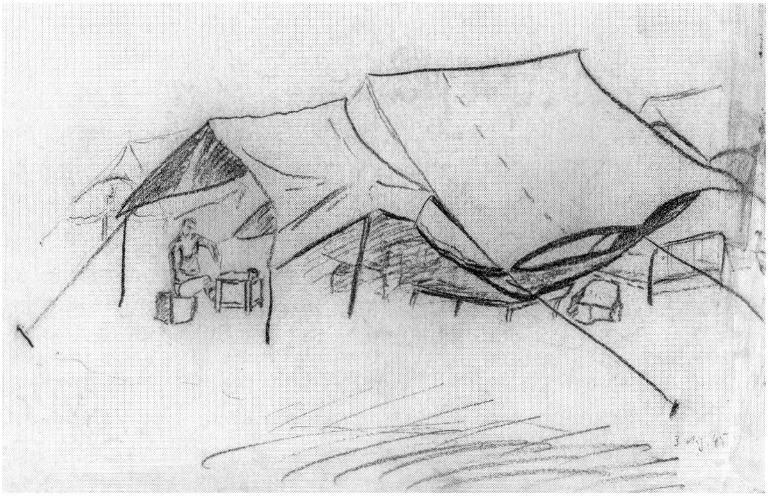

„Geht in Ordnung"', antwortete er und verschwand in seinem Zelt.
Er setzte eine Hornbrille auf, machte ein gewichtiges Gesicht und begann: „Also, Oberst, ich bin mit dem Erfolg durch die Massage bei Ihnen nicht ganz zufrieden. Wir machen es jetzt mal ganz anders. Ich mache Ihnen jetzt eine gut gepolsterte Schiene und wir stellen so das Bein mal ganz ruhig.
Sie werden sehen, das hilft!!"

Bin ich der nächste?

Der Mittelabschnitt der Italienfront – noch lange vor Monte Cassino – galt laut Heeresbericht als ruhig, und doch hatte unser Regiment in der letzten Zeit hohe Verluste – allein sieben junge Offiziere waren gefallen. Nun war Nachschub aus der Heimat gekommen, vier Leutnants, besonders einer, Leutnant Weingart,

schien mir wahnsinnig jung für einen Offizier. Ich lernte die vier auf einer Offiziersbesprechung nur flüchtig kennen. Einige Tage dachte ich überhaupt nicht mehr daran, aber dann hatte ich das Gefühl, daß Leutnant Weingart der nächste sein würde, der fällt. Das ist doch lächerlich, sagte ich zu mir selbst und versuchte, solche Gedanken abzuschütteln. Aber es wurde immer schlimmer, ich konnte nicht anders, ich mußte es wieder und wieder denken; er ist der nächste.
Ich schlief unruhig, wachte nachts oft auf und sofort mußte ich wieder dasselbe denken, träumte aber nie von Leutnant Weingart.

Acht Tage stand ich nun schon unter diesem Gedankendruck, als ich beschloß, mich dem Oberst anzuvertrauen. Der Oberst und ich, wir waren die einzig Älteren – so fühlte man sich damals Mitte 30 - standen sehr gut miteinander. Ich fragte den Oberst, ob ich ihm unter strengster Verschwiegenheit etwas anvertrauen dürfte. Er sagte zu und ich schilderte ihm meine mich quälende Ahnung. Ich ging sogar soweit, eine Andeutung zu machen, ob Leutnant Weingart vielleicht zeitweise woanders hinkommen könnte.
„Das glauben Sie doch nicht im Ernst?" Am Ton des Oberst merkte ich, daß ich die Grenze fast überschritten hatte und lenkte sofort ein. Freundlich redete mir der Oberst nun zu und meinte, man hat ja manchmal so Ahnungen, er hätte auch mal geglaubt, nun wäre er dran.
Ich verabschiedete mich. Das Gespräch mit dem Oberst hatte mir gut getan, der Druck ließ nach.
Vier Tage später wurde ich im Regiments-Verbandsplatz ans Telefon geholt, der Oberst wolle mich sprechen. „Doktor", er nannte mich nicht Stabsarzt, wie hier an der Front üblich, sondern benutzte das vertraute Wort wie damals, als wir in Frankreich so oft Doppelkopf spielten, „Doktor, Ihr Leutnant ist gefallen, Ihr Leutnant ist gefallen" und dann wiederholte er es noch einmal leise, als spräche er zu sich selbst.

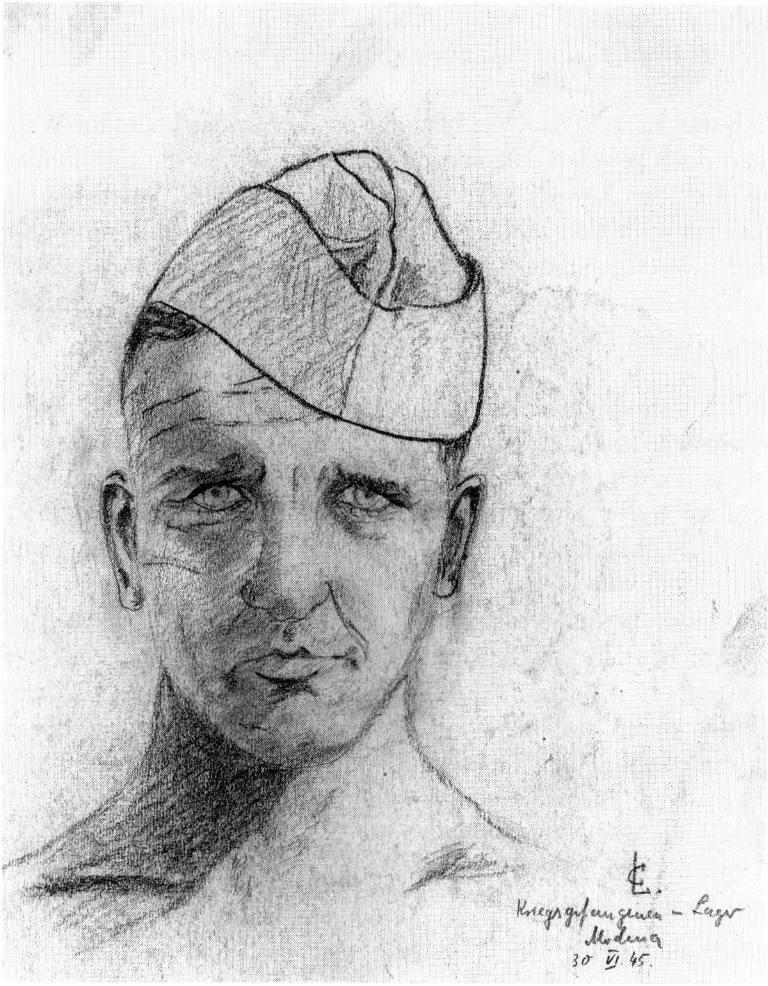

Selbstbildnis

Ich sagte: „Das ist ja entsetzlich, was ist denn passiert?"
„Granatwerfer" und damit beendete er das Gespräch.

Ich war erschüttert. Wie kurz war das Leben des Leutnant Weingart doch gewesen. Nie wieder sprach der Oberst mit mir darüber. Wie es ihn bewegt haben muß, merkte ich bald. Jetzt wo der Leutnant tot war, fühlte er sich wohl nicht mehr an das mir gegebene Wort gebunden. Vielleicht hatte er es auch nur einem erzählt, jedenfalls hatte es sich wie ein Lauffeuer herumgesprochen, daß ich den Tod des Leutnants vorausgespürt hatte.

Nach dem nächsten Offizierstreffen pirschten sich verschiedene jüngere Offiziere einzeln an mich heran. Bei allen war es dasselbe, sie drucksten herum, bis sie auf den Kern der Sache kamen: „Herr Stabsarzt, darf ich Sie im Vertrauen fragen, bin ich der nächste?"
Anfangs antwortete ich noch ruhig, daß ich das ebensowenig wüßte, wie er selbst. Als aber der vierte Leutnant ankam, fragte ich ihn schon barsch, was er wolle, er solle nicht um den Brei herumreden. Als dann die bekannte Frage „Bin ich der nächste?" kam, entgegnete ich scharf. „Ich will Ihnen mal etwas sagen, ich weiß das so wenig wie Sie. Wenn mir jetzt noch jemand mit der Frage kommen sollte, platzt mir der Kragen. Sagen Sie das Ihren Kameraden!"
Das half. Von nun an hatte ich wieder Ruhe. Ich habe später – Gott sei Dank – nie mehr ähnliche Vorahnungen, oder wie soll ich das nennen, gehabt.

Nichts für prüde Leute!

Hat das der liebe Gott gewollt?

Beim 10.000 m-Lauf zur Erlangung des Sportabzeichens war ich, Student der Medizin, kurz vor dem Ziel zusammengebrochen. Man hatte mich in die Universitätsklinik Würzburg gebracht und einen Hitzschlag festgestellt.

Vierzehn Tage lag ich bereits dort, rührend betreut von den katholischen Schwestern. Da mehrere Abführmittel nicht zum Erfolg geführt hatten, sollte nun ein hoher Einlauf erfolgen. Allein auch das schien nicht zu klappen. Zweimal hatte Schwester Elisabeth in ihrer Nonnentracht das Wassergefäß des Irrigators in seiner Aufstellungsvorrichtung schon höher gehängt und es rührte sich immer noch nichts. Gebannt starrten wir beide auf den Wasserspiegel dort oben, aber auch wenn sie das Mundstück – Verzeihung, im Gegenteil – das Einführungsstück bewegte, der Behälter mit den 3 Litern Wasser blieb voll. Schwester Elisabeth hatte sich einen Stuhl geholt und kletterte umständlich mit ihrem überlangen schweren Nonnengewand hinauf. Sie war gerade dabei, den Wasserbehälter auf die höchste Stufe einzuhaken, als es zur 12 Uhr-Messe schrill läutete. Hastig vollendete sie diese Arbeit, eilte zu mir, machte sich an dem Einführungsstück zu schaffen und verschwand. Die Tür fiel ins Schloß, es hörte auf zu läuten. Ich starrte immer noch auf den Wasserbehälter. Auf einmal ein Schrei, ja ich war es selbst, der schrie, – denn mit rasender Geschwindigkeit leerte sich dieser, und zugleich verspürte ich einen enormen Druck, der sich nach kurzer Zeit geradezu zur Explosion steigerte. Das Einführungsstück schoß heraus, es folgte... Ich will Sie damit verschonen, man kann es auch ganz harmlos sagen: das Steckbecken auf dem ich lag, war viel zu klein...

Nach einer halben Stunde kam Schwester Elisabeth zurück, sie hatte Kraft geschöpft... Sie brauchte sie.

Mit Abflußrohr

Es gibt Leute, die keinen Humor haben. Sie haben mich immer gereizt. Wir waren eingeladen bei Freunden, bei denen wir auch einen mir bekannten Orthopäden mit seiner Frau trafen. Man kam auf Plattfußeinlagen zu sprechen, ein wichtiger Faktor für Orthopäden. „Wir Kinderärzte", beteiligte ich mich am Gespräch, „verschreiben ja nur selten Einlagen, im Gegensatz zu den Orthopäden, aber wenn es mal notwendig ist, verordne ich nur noch Senkfußeinlagen mit Abflußrohr."
„Mit Abflußrohr?" fragte der Orthopäde. „Ja, gegen Schweißfüße."
„Wieso denn das" staunte der Orthopäde, „das hab ich noch nie gehört, das kann es aber noch nicht lange geben."
Als meine Frau und meine Freunde vor Lachen losprusteten, merkte er es.
Ein Jahr lang nahm er mir meinen Scherz übel!

Imposit

Die Vertreterin einer pharmazeutischen Firma kam mit schnellen Schritten ins Arbeitszimmer des Arztes, holte nach kurzer Begrüßung aus ihrer Tasche eine Packung und legte sie auf den Schreibtisch des Arztes: „Dies ist Imposit, Herr Doktor, Tabletten zum Lutschen bei Angina, Racheninfekt, Mundfäule, Gingivitis usw."
„Aber das sind doch Zäpfchen," meinte der Doktor.
„Nein, Lutschlabletten, wie gesagt, für ..."
„Können Sie Latein?" unterbrach sie der Mediziner.
„Ja, ein bißchen."
„Was heißt dann 'sit'?"
Die Vertreterin wußte es: „Es sei."
„Richtig," sagt der Doktor mit ernstem Gesicht, „Es sei - im po sit - es sei im Po, also Zäpfchen, und Sie sagen, ich soll es lutschen.

Sagen Sie Ihrem Vorgesetzten, die Bezeichnung sei irreführend für jeden Arzt, man müsse das ändern."
Dann verabschiedete er sich schnell (denn er fürchtete vor Lachen loszuprusten).

Es ist nicht so schlimm für später...

Die Eltern G. brachten mir ihr 2. Kind, einen Jungen von vier Wochen zur Vorsorgeuntersuchung. Ich untersuchte den Säugling und diktierte meiner Sprechstundenhilfe:
„Fontanelle normal, Muskeltonus nicht erhöht, Herz und Lunge in Ordnung, Abduktion der Oberschenkel behindert."
„Was heißt das?" unterbrach mich Frau G.
„Das heißt," erwiderte ich, „die Möglichkeit, die Oberschenkel zu spreizen, ist behindert. "
„Das ist nicht so schlimm für später, es ist ja ein Junge," meinte Frau G., und ihr Mann nickte mit dem Kopf und sagte: „Jawohl!"

Eine sonderbare Art von Sympathie

Nach dem letzten Kriege waren die Schrebergärten von besonderer Bedeutung für die Ernährung. Selbstverständlich wurde nur Gemüse angebaut, gedüngt wurde, da es Kunstdünger nicht gab, oder er viel zu teuer war, mit eigenem, also menschlichem Kot. Durch diese Art der Düngung wurde der Spulwurm, dessen Eier mit dem Kot ausgeschieden wurden, in einem Maße durch das genossene Gemüse und Obst übertragen, wie wir es uns heute gar nicht mehr vorstellen können. Der Spulwurm sieht aus wie ein Regenwurm, meistens hatten die Kinder zwei bis drei, mein Rekord waren 17 Würmer bei einem Kinde.

Es war hoffnungslos, gegen diese Unsitte des Düngens anzukämpfen – die Eltern, die einen Schrebergarten hatten, waren unbelehrbar. Ich pflegte dann zu ihnen zu sagen: „Jedesmal, wenn Sie mit Ihrem Gemüse und Obst auch die Wurmeier verzehren, müßte es knacken, dann würden Sie diese Kopfdüngung mit menschlichem Kot vielleicht aufgeben!"
Leider sind die Wurmeier aber nur mikroskopisch klein.

Nun saß mal wieder eine Mutter mit ihrem neunjährigen Sohn bei mir, bei dem mehrere Spulwürmer gefunden worden waren. Erst vor einer Woche war er bei mir wegen einer Fußverstauchung gewesen, und die Mutter hatte mir noch unter Tränen erzählt, sie wohnten ganz billig im ersten Stock des Schrebergartenhäuschens ihres Schwiegervaters und jetzt hätte er sie gekündigt, weil er von anderen eine höhere Miete bekommen könnte.
Er scheint überhaupt ein etwas merkwürdiger Schwiegervater zu sein, denn die Familie seines Sohnes, meine Patienten, durften sich überhaupt nicht im Garten aufhalten. Das Gemüse bezogen sie natürlich vom Schwiegervater, sie mußten es allerdings bezahlen, wenn auch etwas preiswerter als im Geschäft. Ich sagte also der Mutter, sie solle man ganz froh sein, daß sie da weg wäre, sie sehe ja, was daraus enstanden wäre - die Spulwürmer. „Nein," sagte die Mutter, „wir bleiben jetzt doch da, der Schwiegervater hat die Kündigung wieder zurückgenommen - aber nur wegen des Gartens".
„Wieso wegen des Gartens," fragte ich, „Sie durften ihn doch gar nicht benutzen." „Ja, das ist schon richtig," meinte die Mutter, „aber wenn er mit dem Inhalt des großen Eimers im Plumpsklo seinen Garten düngt, wären wir ihm doch sympathischer als ganz Fremde."

Der Mokka
(Eine fast unglaubliche Geschichte)

Herr Gablenz ist ein ehrenwerter Mann, ich kenne ihn seit 20 Jahren, und er hat mir versichert, daß es der Wahrheit entspricht, was ich gleich schildern werde. Seine Frau weiß es von einer Bridge-Kollegin, die dabei war und mit der zusammen als Zeugin ich eingeladen werden soll. Also muß es ja stimmen.

Acht Damen im mittleren Alter (so um die 60 J.) hatten die Kasse von ihrem Bridgekränzchen auf den Kopf gehauen. In einem erlesenen Lokal an der Elbe hatten sie gepflegt zu Abend gegessen und jetzt wurde es lustig. Außer ihnen war nur noch ein älterer sympathischer Herr im Nebenraum, der seit einiger Zeit durch die offene Tür die Damen beobachtet hatte und jetzt zu ihnen hinüberging. Er entschuldigte sich höflich und fragte, ob er die Damen zu einem Cognac einladen dürfte und schon brachte der Ober das Tablett mit den Cognacs. Er durfte und durfte sich auch zu ihnen setzen. Es kam zu einem vergnügten Gespräch: „Meine Damen, ich bin Junggeselle, und mache, wie Sie gesehen haben, zuweilen hier meinen kleinen Abendschoppen. Ich wohne in unmittelbarer Nähe; würden Sie mir die Ehre erweisen, mich zu besuchen, mein Butler wird Ihnen einen köstlichen Mokka servieren."
Allgemeine Zustimmung – wenn auch nach einem gewissen Zögern . Es war wirklich nicht weit, er schloß auf und führte die Damen in ein luxuriös eingerichtetes Zimmer, wo die Damen um einen runden Tisch Platz nahmen. Einen Moment ließ er sie allein, kam aber sofort wieder und verkündete: „Mein Butler ist nicht da, nun werde ich selbst Ihnen den Mokka machen, wenn Sie sich einen kleinen Moment gedulden wollen!"
Nach einer Weile öffnete sich die Tür und der Herr kam wieder herein, mit den Händen das Tablett mit den dampfenden Mokkatäßchen haltend, um den Hals eine schwarze Fliege, auf dem

Kopf einen Zylinder und über dem linken Arm einen schwarzen Spazierstock mit silberner Krücke. Sonst hatte er nichts an - absolut nichts. So kam er näher, um seinen Mokka den Damen anzubieten, die gebannt auf ihn starrten, wie das Kaninchen auf die Schlange. So etwas hatten sie noch nicht gesehen. Jetzt war er bei der Dame angelangt, die ihm am nächsten war. Erregt sprang sie auf und verließ fluchtartig das Zimmer, gefolgt von allen ihren Kolleginnen, die teilweise in der Eile ihre Handtaschen zurückließen.
Am nächsten Tag wurden ihre Ehemänner dorthin geschickt, um die Handtaschen abzuholen und ihrer Empörung gebührend Ausdruck zu verleihen. Es war aber nur der Butler da, der die Handtaschen schon zurechtgelegt hatte. Wie gut, daß die Ehefrauen nicht dabei waren, denn was taten die Männer, als sie die Handtaschen hatten?
Sie haben gelacht und wie!
Für Laien mag das eine amüsante Geschichte sein, für den Arzt ist es ein Fall von Exhibitionismus.

Alles wegen 20 Mark

„Na, Frau G., Sie kommen ohne Susanne?"
Seit ihrer Geburt hatte ich ihre jetzt 14jährige Tochter als Kinderarzt behandelt.
„Ja, Herr Doktor, ich möchte etwas mit Ihnen besprechen, aber es ist mir so peinlich. Susanne hat 20,00 DM aus der Klassenkasse genommen und verbraucht, man kann ja eigentlich schon sagen, gestohlen."
Ich versuchte sie zu trösten: „Ich würde das nicht so schwer sehen, das ist eine jugendliche Dummheit, das braucht Ihnen nicht peinlich zu sein."

„Nein, das ist es auch nicht, das kommt erst," erwiderte Frau G. „Sie sollte innerhalb von 14 Tagen die 20,00 DM wieder einzahlen, sonst wollte die Lehrerin es dem Direktor melden. Susanne hat es auch schon zurückgezahlt, schon nach 8 Tagen." „Na, dann ist es ja gut," meinte ich.
„Nein, eben nicht, sie hatte ja kein Geld und uns, meinem Mann und mir, hat sie nichts erzählt."

Der Vater war Malermeister, die Eltern hatten ihr einziges Kind ziemlich streng erzogen. Sie und ihre Freundin Olga waren die einzigen Mädchen in der Klasse, sonst waren es nur Jungen. Frau G. fuhr fort: „Die ganze Angelegenheit liegt schon vier Wochen zurück, ich hab's erst gestern von ihrer Freundin erfahren, die Geschichte mit den 20,00 DM. Nun haben wir sie ausgefragt, d. h. mein Mann, woher sie das Geld hätte. Ich war selbst ganz erstaunt, daß er nicht geschimpft hat, sondern ganz kameradschaftlich mit ihr gesprochen hat: Es würde ihr nichts geschehen, allerdings müsse sie die volle Wahrheit sagen. Dann hat sie geweint und alles gesagt. Ein Klassenkamerad wollte ihr 5,00 DM geben, wenn sie – na Sie wissen schon Herr Doktor – und denselben Vorschlag von anderen 3 Klassenkameraden hat sie in derselben Woche auch angenommen, so daß sie 20,00 DM zurückzahlen konnte. Auf die präzise Frage meines Mannes, wieviel Geld sie nun im Ganzen eingenommen habe, gab sie 65,00 DM an.
Ich hatte mich immer schon gewundert, daß sie in den letzten Wochen angeblich soviel Pralinen geschenkt bekommen hätte", fügte Frau G. hinzu.
Ich besprach nun mit der Mutter, was zu tun wäre. Erstmal raus aus dieser Schule und wir werden weitersehen. Dies alles liegt heute sieben Jahre zurück.

Was aus ihr geworden ist? Susanne kam noch kurze Zeit auf eine andere Schule, dann als Hilfskraft in ein Kinderheim, wo sie sich großartig machte, und heiratete dann einen Berufssoldaten. Heute ist sie mit ihrem einjährigen Jungen als Patientin wieder bei mir, ihrem alten Kinderarzt. Sie ist eine gute Mutter geworden.

Die Denkstütze

Manche haben ein schlechtes Namensgedächtnis. Leider gehöre ich auch dazu. So konnte ich mir die Namen von zwei KV-Angestellten, mit denen ich öfters zu tun hatte, nicht merken. Dabei sind die Namen gar nicht so schwer: Frau Danitz und Frau Dawo.
Ich suchte nach einer Denkstütze. Frau Danitz war schlank, geradezu dürr und platt. Ja, das konnte mir helfen Wo andere einen Busen hatten, da hatte sie nichts, da nichts, also nur noch umändern in ‚Danitz'.
Die andere hingegen war recht korpulent und geradezu gewaltig, da wo (in Gedanken ahmte ich mit den Händen den riesigen Brustumfang nach). Auch den Namen 'Dawo' würde ich jetzt behalten.
Immer wenn ich die beiden von nun an mit ihren Namen begrüßte, erfolgte es wohl etwas zögernd - ich mußte ja 'da nichts' in Danitz umändern – aber immer freundlich und schmunzelnd, besonders bei Frau Dawo.

Geyerhos

Im Flugzeug zwischen Johannesburg und Windhuk.

Das Gespräch kam auf die Jagd, ich hatte meinem Nachbarn erzählt, daß ich auch jagen wollte in Südwestafrika. Er erzählte mir, daß er in Deutschland Gelegenheit hätte, regelmäßig zu jagen und

zwar in Kankelau. Zufällig kannte ich den Ort, da ich früher, als diese Jagd noch meinem Freund gehörte, dort auch gejagt hatte. Auch den jetzigen Pächter Herrn P. kannte ich und bat meinen Nachbarn, ihm von mir einen Gruß zu bestellen.
Ich stellte mich daher vor: „Lübbe, Kinderarzt in Hamburg!“ Er nannte ebenfalls seinen Namen, Geyerlos verstand ich, „Nein, Geyerhos, Geyer mit Hos, Geyerhos“, verbesserte er mich. „Aha, Geyerhos, Geyer mit Hos,“ wiederholte ich. „Ich kenne auch eine Geschichte mit Geyer ohne Hos. Das war so: Voriges Jahr war ich mit meiner Frau in Tansania. Wir gingen auf einem Weg durch den Urwald und fanden einen riesigen Horst auf einem hohen Baum. Ein Geyerpaar stand auf dem Horst, sie paarten sich dann, ganz langsam.
Das war die Geschichte mit Geyer ohne Hos.“
Mein Nachbar machte ein süß-saures Gesicht. „Sehr originell“, meinte er.

Wissenschaft mal ganz anders

Die allerersten Contergan-Kinder

Eines Tages (1961) hatte ich in meiner Praxis, unabhängig voneinander, innerhalb einer Woche drei Fälle von Säuglingen mit verstümmelten Ärmchen, eine Erscheinung, die ich sonst noch nie in der Praxis hatte und die ich nur aus der Literatur kannte. Der Vater von dem letzten Fall hatte sichtlich Hemmungen, wie man es bei Eltern mißgebildeter Kinder leicht hat. Er betonte, daß in seiner Familie keine Erbkrankheiten vorgekommen sind und daß er in Westfalen noch von 21 weiteren Fällen wüßte.

Nun wurde ich hellhörig und fragte näher nach. Es stellte sich heraus, daß er dasselbe, was er jetzt mir erzählte, beim Gesundheitsamt in Münster und auch an der dortigen Universität berichtet hatte. Man hatte ihm keinen Glauben geschenkt, etwas überlegen gelächelt und ihn abgewiesen. Nun erkundigte ich mich nach Details der anderen Fälle und war daraufhin von der Wahrheit überzeugt.
Ich überlegte. Wenn ich diesen Fällen selbst nachgehen sollte – eine Virusinfektion der Mutter in der Schwangerschaft, wie bei Röteln, schien als Ursache wohl am wahrscheinlichsten – bräuchte ich sechs bis acht Wochen. Das war für mich unmöglich.

Ich sagte also zu dem Vater - es ist übrigens der Rechtsanwalt Dr. Schulte-Hillen, der sich später als Interessenvertreter der Contergangeschädigten einen Namen gemacht hat - ich würde mit dem Ordinarius der Universitäts-Kinder-Klinik in Hamburg sprechen.
Seit vielen Jahren war ich schon Landesobmann des Berufsverbandes der Kinderärzte von Hamburg und hatte als solcher viel mit Herrn Prof. S. zu tun. Ich rief ihn also an und schilderte ihm alles genau, auch die weiteren 21 Fälle.

Hier wurde er stutzig und äußerte starke Bedenken, daß soviel Akromelien – ich hörte diesen Fachausdruck für solche Mißbildungen zum ersten Mal – möglich wären. Ich gebe zu, ich war vielleicht etwas erregt, als ich ihm folgendes erwiderte: „In den vielen Jahren, seit wir uns kennen, haben Sie von mir wohl nichts Leichtfertiges gehört und es ist meiner Meinung nach die Aufgabe der Universität, solchen Fragen genauestens nachzugehen."
Sichtlich pikiert darauf Prof. S.: „So, der Meinung sind Sie. Morgen um 9.00 Uhr rufe ich Sie an." Daraufhin hängte er ein. Punkt 9.00 Uhr am nächsten Tag rief er mich an, er hätte seinen Oberarzt Dr. Lenz beauftragt, allen Fällen genauestens nachzugehen. Dr. Lenz rief mich an, bekam die Adressen der drei Fälle und ich berichtete von den 21 weiteren.
Ich sagte ihm nun, was Prof. S. mir versprochen habe, nämlich, daß er allen Fällen, also auch den anderen 21, genauestens nachgehen solle. Ich hörte dann zunächst nichts mehr, bis Dr. Lenz seine Aufsehen erregenden Veröffentlichungen über Contergan als Ursache dieser Mißbildungen machte.

Daß Contergan (Thalidomid) als Ursache gefunden wurde, ist ganz allein das Verdienst von Dr. Lenz, ich habe nur die Sache ins Rollen gebracht und so mitgeholfen, die Ursache schneller zu finden und habe damit sicher vielen Kindern ein grausames Schicksal erspart.

Viele Vorträge des inzwischen berühmten Prof. Lenz habe ich gehört, nicht einmal wurde ich erwähnt. Nur einmal in der Pause eines Kongresses, als ich Prof. S., der neben Prof. Lenz und einem Dritten stand, begrüßen wollte, sagte Prof. Lenz: „Da kommt ja Herr Lübbe, der die ganze Sache ins Rollen gebracht hat." Da dies jedoch keiner weiter gehört hatte, habe ich dann auf der jährlichen Versammlung des Berufsverbandes der Kinderärzte von Hamburg als deren Vorsitzender alles, so wie ich es hier geschildert habe, mitgeteilt. Ich war der Meinung, sie sollten ruhig wis-

sen, daß ein niedergelassener Kinderarzt an einer solchen Sache mitgewirkt hat.
Prof. S., sicher einer der profiliertesten Ordinarien der Pädiatrie, hat mich in meiner Forschungsarbeit über die Säuglingsskoliose in den nächsten Jahren bis auf den heutigen Tag wirksam unterstützt. Auch hat er das Vorwort als Pädiater – neben dem Vorwort von Prof. Schlegel als Orthopäde – in meinem Büchlein über die Säuglingsskoliose geschrieben. Aber wenn ich mal das Gespräch auf die Contergan-Fälle, deren Zahl immerhin 5000 überschritten hat, lenkte, und auf unser erstes Telefongespräch, so ging er nie darauf ein. Nie wieder wurde zwischen uns ein Wort über dieses Thema gewechselt.
Hierzu gehört auch noch ein Erlebnis, das ich hatte, als die ersten Contergan (Thalidomid) schwer belastenden Untersuchungen von Dr. Lenz bekanntgegeben waren.

Der Vertreter von der Pharma-Firma Grünenthal kam in meine Praxis und bot mir unter anderem auch Contergan an und empfahl es mir. Als ich fragte: „Wissen Sie dann gar nicht von den Akromelien, die es machen soll?“ war er sichtlich erschrocken und sagte: „Das wissen Sie?“ Ich erhob mich langsam. „Und Sie auch und empfehlen es trotzdem?“
Ich merkte, wie ich rot wurde vor Wut, zeigte zur Tür und rief „raus!!!“
Er verschwand fluchtartig, ich sah ihn nie wieder.

Neue Erkenntnisse auf seltsame Weise

Daß Säuglinge sich oft eine Hinterkopfseite ganz platt liegen, war uns Kinderärzten bekannt. Nun hatte ich wieder (1962) so einen Fall: Die rechte Kopfseite war platt. Jetzt wollte ich nachsehen, ob hinten an den Rippen nicht auch solche Schäden zu finden sind.

Im Liegen war nichts zu sehen, erst als ich das Kind hinsetzte, fiel eine deutliche Abplattung der ganzen rechten Rückenseite auf. Von nun an untersuchte ich jeden Säugling auch im Sitzen.
In kurzer Zeit fand ich so eine ganze Reihe von Säuglingen, bei denen eine Rückenseite abgeplattet war. Einige von ihnen lagen so im Bogen, daß sie zur platten Rückenseite gebeugt waren. Im Röntgenbild ließ sich diese seitliche Wirbelsäulenverbiegung bestätigen.
Auffallend war die Tatsache, daß bei Vorliegen einer rechtsseitigen Rückenabplattung die Wirbelsäule einen links-konvexen Bogen und bei Vorliegen einer linksseitigen Rückenabplattung die Wirbelsäule einen rechts-konvexen Bogen machte. Warum? Diese Frage ließ mich nicht ruhen, das konnte kein Zufall sein.
In der Nacht gingen mir diese Gedanken noch mal durch den Kopf. Nachts kann ich am besten denken. Es schien mir vielleicht am besten, einen Säugling nachzuahmen und sich in seine Lage zu versetzen. Ich sagte also zu mir selbst: „So, mein Junge, jetzt bist Du mal für eine Weile ein Säugling von drei bis vier Monaten und benimmst Dich auch so. Vielleicht bringt Dich das weiter."
Die Matratze der Säuglinge war schon mal viel härter als meine. Die Säuglinge, die die geschilderte Abplattung der einen Rückenseite aufwiesen, hatten als Gewohnheitshaltung eine Schräglage, d.h. eine Mittelstellung zwischen Rücken- und Seitenlage eingenommen. Nun galt es, dieselbe Lage einzunehmen. Mein Bauch - mit über 50 Jahren damals hatte ich wohl ein gewisses Anrecht darauf - zog mich aber in die reine Seitenlage. Ich mußte das also korrigieren. Sehr oft lutschen die Säuglinge in dieser Lage am Daumen, die Beine leicht angezogen . So – ich machte es nach – ja, so wurden die Rippen auf der rechten Rückenseite voll belastet.

Weiter war zu bedenken, daß der Brustkorb der Säuglinge runder ist und die Knochen viel weicher und nachgiebiger, also auch die Rippen, die beim Liegen auf der harten Matratze nachgeben würden.

Ich überlegte: Die Rippen auf der Rückenseite waren wie lauter Bogen und wenn ich einen Bogen, wie ihn die Naturvölker zur Jagd gebrauchten, geradedrücke, wird er länger. Wenn also die Rippen, die ja genau solche Bogen bilden, geradegedrückt werden durch das eigene Körpergewicht und die harte Matratze, so müssen sie, da sie ja genauso länger werden, die dazugehörende Wirbelsäule zur Seite biegen. Das heißt also, wenn die Rippen auf der rechten Rückenseite gestreckt werden, müßten sie die Wirbelsäule zur linken Seite bogenförmig abdrängen und wenn sie auf der linken Seite plattgedrückt waren, zur rechten Seite.

Das war die Lösung

Außerdem mußte man doch im Röntgenbild sehen, daß die Rippen plattgedrückt waren und nun keinen Bogen mehr bildeten. Auch mußte die Heilung dieses Lageschadens – denn das war es ja offensichtlich – dadurch zu beheben sein, daß man nun die entsprechende Gegenseite einnahm. Ich hatte die rechte Schräglage eingenommen, also herum auf die andere Seite. Wie kann ein Säugling in dieser Gegenlage gehalten werden? Unter die abgeplattete Seite müßte ein Keil, vielleicht aus Schaumstoff, ja so müßte es gehen.

Jetzt galt es, die Erkenntnisse schnell in Stichworten aufzuschreiben, sonst sind sie weg. Ich machte also Licht an und schrieb. „Was machst Du denn da?," fragte mich meine Frau mit verschlafener Stimme. „Ich schreibe." „Wieviel ist die Uhr?" erkundigte sie sich nun. „Drei!" „Du hast jawohl 'nen Piep!" kam es nochmals deutlich von drüben. Damit hatte sie vielleicht gar nicht so unrecht, vor allem, wenn sie gewußt hätte, daß ich soeben „Baby," gespielt hatte. Ich machte das Licht wieder aus.

Nachsatz

Die seitliche Wirbelsäulenverbiegung bei Säuglingen, die Säuglingsskoliose, hielt man bis dahin für angeboren. Erst Lübbe deckte auf, daß sie ein Lageschaden ist, also durch halb Rücken- halb

Mehrere unangenehme, aber sicher notwendige Eingriffe hatte ich über mich ergehen lassen müssen, lehnte aber einen weiteren besonders unangenehmen ab, die Encephalographie (Lufteinblasung in die Hirn-Innenräume). Der Professor, der diesen Eingriff zunächst als notwendig bezeichnet hatte, gab nach längerem Disput mit mir zu, daß, wie er sich ausdrückte, diesmal beim Kampf des Arztes mit dem Forscher letzterer das Übergewicht behalten hätte. Auf gut deutsch: für mich, als seinen Patienten, war dieser Eingriff unnötig, also überflüssig.

Zweifellos gab mein Krankheitsfall damals Rätsel auf. Die Verdachts-Diagnose Hirntumor war aufgegeben, aber nun wußte auch der Professor nicht weiter.
Nie werde ich vergessen, mit welchen Worten er sich von mir verabschiedete: „Herr Kollege, mich interessiert Ihr Fall ungemein. Sie werden das verstehen, da Sie ja auch wissenschaflich gearbeitet haben. Irgendein Prozess am Gehirn muß bei Ihnen vorliegen. Sie sollen nun wissen, daß ich – er druckste so herum – daß ich gegebenenfalls, sollte es mal so kommen, außerordentlich interessiert wäre, bei Ihnen an einer ... Autopsie (Sektion)!“
Das ist nun 20 Jahre her. Vor einem Jahr hat man ihn beerdigt.

Was sagen Sie dazu?
Darf sie das oder darf sie das nicht??

(veröffentlicht im Hamburger Abendblatt 1992)

Um so etwas als Kinderarzt zu erleben, mußte ich erst 80 Jahre alt werden.
Es war Neujahrstag und wir hatten Glück, daß wir in dem bekannten Eßlokal am See für uns, meine Frau und mich, zum Mittagessen einen Tisch bestellt hatten. Alle Räume waren voll, sogar in

den Clubraum hatte man Tische zum Essen hingestellt, die sämtlich besetzt waren. Im großen, völlig besetzten Saal hatten wir zwar keinen Tisch am Fenster, sondern in der Reihe daneben, konnten aber doch auf den herrlichen See blicken, obwohl natürlich alle Fensterplätze besetzt waren. Am Fensterplatz neben uns saßen ein älteres Ehepaar und ein junges mit einem Säugling, der gerade herumgereicht wurde. Rührend, wie ungeschickt - aber liebevoll - der Vater sein ca. 6 Wochen altes Kind hielt. Jetzt nahm die junge Mutter, fraglos eine Dame, ihr Baby. Geschickt hob sie die rechte Hälfte ihrer Bluse und legte ihr Kind an ihre rechte Brust Es trank sofort, und es war eigentlich eine reizende Idylle. Alles ging dezent und natürlich zu.
Nun hörte ich wie am Tisch hinter uns die eine der drei älteren Damen (wohl zwischen 50 und 60 Jahren) erregt auf das junge Mädchen, das sie bediente, einredete, die anderen nickten, alle blickten zu dem Tisch am Fenster.
Nach einer Weile kam der Manager – oder war es der Wirt – an den Tisch, wo die junge Mutter stillte. Er grüßte höflich: „Darf ich Sie höflichst bitten, das zu lassen. Es tut mir leid, aber man hat sich beschwert!“ Bis dahin war alles ruhig und friedlich verlaufen.
Nun nahm die Mutter ihr Baby von der Brust, das sofort so laut zu schreien anfing – mit Recht – daß das Gemurmel im großen Saal verstummte und alles hinsah. Die Mutter legte das schreiende Baby ins Körbchen, nestelte an ihrer Bluse und stand auf. Sie weinte. „Sag Du doch auch mal was“, raunte sie ihrem Mann zu.
Er stand auf: „Wir gehen hier weg,“ sagte er entschlossen und kümmerte sich nicht darum, daß seine Mutter bzw. Schwiegermutter sagte: „Wir haben doch schon bestellt“.

Alle vier gingen zur Garderobe und meine Frau und ich hörten noch die weinende Mutter sagen: „Soll ich denn das Kind im kalten Auto stillen?“ Schließlich war es ja der 1. Januar und 2° Kälte draußen.

Es hatte uns beide berührt. Nach dem Essen hielten wir uns daher nicht länger auf und gingen zum Parkplatz, wo wir den Vater des Babys und seinen Schwiegervater (oder war es sein Vater?) trafen, die noch immer erregt über ihren Rausschmiß, wie sie es bezeichneten, sprachen.
Wir sagten ihnen, wie gut wir sie verstehen könnten. „Ich bin Jurist oder vielmehr angehender Jurist“ sagte der junge Ehemann. „Ich lasse mir das nicht gefallen und werde klagen. Es ist ein Präzedenzfall und man soll ein Urteil fällen, ob man eine stillende Mutter so diffamieren darf.“
Ich gab ihm recht und wies darauf hin, daß bei künstlicher Ernährung mit der Flasche kein Mensch Anstoß nimmt, wohl aber bei natürlicher Ernährung, die ärztlich die einzig richtige ist.
Gern wäre ich bei der Gerichtsverhandlung dabei gewesen; fraglos meinte der junge Ehemann es ernst, denn er hatte sich unsere Namen als Zeugen geben lassen. Die Fortsetzung dieses Erlebnisses könnte dann den Titel „Die Gerichtsverhandlung“ tragen.
Aber das ist ja nun nicht möglich, auch schon darum, weil von dem Augenblick an, wo die drei älteren Damen sich offensichtlich beschwerten, meine Phantasie mit dieser Geschichte durchgegangen war. In Wirklichkeit hat man die stillende Mutter in Ruhe gelassen. Aber hätte es nicht so, wie geschildert, ausgehen können?

Meine Meinung kennen Sie.
Meine Frau ist anderer Meinung.
Aber was sagen Sie dazu, darf eine Mutter in einem Eßlokal stillen oder darf sie nicht?